EL PODER DE EJERCICIO REGULAR

Cómo aumenta la actividad física

Su salud general

Dra. Sofía Ruiz

GRACIAS POR ELEGIRNOS.

Agradecemos su amable apoyo y esperamos que haya obtenido algo de esto.

Si disfrutas de este libro, será genial <u>dejar una reseña en Amazon</u>. Significa mucho para nosotros.

DISFRUTA DE NUESTROS SERVICIOS.

Tabla de contenido

INTRODUCCIÓN

Liberar el potencial del ejercicio

¿Alguna vez te han asombrado los notables cambios que experimentan las personas cuando comienzan un régimen regular de ejercicios? Tal vez hayas visto a alguien perder peso, fortalecerse o exudar una energía contagiosa que parecía provenir de lo más profundo. El ejercicio puede transformar no solo nuestro cuerpo sino también nuestro bienestar general, es casi milagroso.

Imagina un escenario en el que pudieras acceder a esta fuerza revolucionaria. Imagine un mundo en el que la actividad física regular pueda proporcionarle más energía, músculos más fuertes, una mejor salud cardiovascular y un mayor bienestar mental. Puedes acceder a este planeta.

Déjame contarte una historia para preparar el escenario para nuestra aventura juntos. Conozca a Sarah, una mujer alegre que luchó contra la falta de energía, los estados de ánimo erráticos y una sensación general de infelicidad en su vida. Descubrió que había caído en la trampa de un estilo de vida sedentario y pasó todo el día sin apenas levantarse de la silla de la computadora.

Sarah decidió hacerse cargo de su salud y bienestar algún día. Comenzó a incluir ejercicio frecuente en su horario, comenzando con acciones simples como ir a una clase de yoga cercana y caminar a paso ligero durante la hora del almuerzo. Con el tiempo, ocurrió un evento notable. Una nueva sensación de vigor comenzó a fluir por las venas de Sarah. Sus niveles de energía aumentaron dramáticamente, su estado de ánimo mejoró y ganó una nueva fortaleza mental y física.

Hay innumerables ejemplos de cómo el ejercicio puede cambiar vidas, y la historia de Sarah es solo uno de ellos. Afecta cada parte de lo que somos y afecta los cambios que no son solo físicos. Nuestra salud cardiovascular, el aspecto de nuestros músculos, nuestra flexibilidad y equilibrio, e incluso nuestra función cognitiva, pueden mejorar drásticamente con el ejercicio. Las ventajas son simplemente asombrosas.

En este libro, estudiaremos la ciencia del ejercicio y todas las diferentes formas en que podría mejorar su salud. Aprenderemos las técnicas para maximizar el potencial de su cuerpo, desde la aptitud cardiovascular hasta el desarrollo de la fuerza, la flexibilidad y el equilibrio. Pero va más lejos que eso. También arrojaremos algo de luz sobre la importancia del ejercicio para controlar el estrés, mejorar el estado de ánimo y mantener la salud mental.

Descubrirá cómo personalizar su régimen de entrenamiento, superar las dificultades y mantener la coherencia con orientación útil, conocimientos de expertos y técnicas factibles. Hablaremos sobre los problemas típicos y brindaremos sugerencias para obtener ayuda y asumir la responsabilidad. Juntos, descubriremos el potencial de transformación del ejercicio y le daremos las herramientas que necesita para vivir una vida más saludable, feliz y plena.

¿Estás preparado para emprender este viaje, entonces? Maximicemos el potencial del ejercicio y abramos un mundo de oportunidades para su bienestar físico y emocional. Prepárese para sorprenderse a medida que aprende sobre "El poder del ejercicio regular: cómo la actividad física mejora su salud en general".

El impacto transformador del ejercicio en nuestros cuerpos y mentes

El ejercicio regular transforma nuestro cuerpo y nuestra mente, abriéndonos un mundo de ventajas que van mucho más allá de la salud física. Nuestros cuerpos reaccionan a la actividad física de manera asombrosa, experimentando cambios beneficiosos que mejoran nuestro bienestar general.

Físicamente, el ejercicio desarrolla los músculos, fortalece el corazón y aumenta la resistencia. Nuestra capacidad para manejar las tareas diarias con facilidad y energía aumenta a medida que nos volvemos más resistentes. Nuestros cuerpos se vuelven más fuertes, más energizados y más capaces de manejar el estrés de la vida diaria.

Pero el ejercicio tiene beneficios que van más allá de lo físico. Nuestros cerebros liberan endorfinas durante el esfuerzo físico, también conocidas como las hormonas del "bienestar". Nuestro estado de ánimo mejora gracias a estas endorfinas, que también disminuyen la tensión y aumentan la sensación de bienestar y felicidad. El ejercicio se convierte en un potente instrumento para combatir la depresión y la ansiedad, proporcionando una técnica sencilla y eficaz para mejorar nuestra salud mental.

Además, el ejercicio mejora la función cognitiva al ayudarnos a concentrarnos mejor, recordar mejor las cosas y ser más creativos. Mejora las conexiones neuronales y fomenta el desarrollo de nuevas neuronas, lo que mejora nuestra capacidad de pensamiento, aprendizaje y resolución de problemas. El ejercicio regular se ha asociado con una mayor claridad mental, una mayor productividad y un mayor nivel de alerta mental.

El ejercicio tiene un efecto profundamente transformador en nuestra vida que va más allá de las esferas física y mental. Nuestra confianza aumenta a medida que vemos cuánto más fuertes se están volviendo nuestros cuerpos. Obtenemos una percepción más favorable de nosotros mismos y un renovado sentido de confianza en nosotros mismos. Como resultado, desarrollamos una mayor resiliencia y somos más capaces de enfrentar los desafíos y superar los obstáculos.

Además, el ejercicio fomenta la comunidad y la interacción social. Podemos conocer personas que comparten nuestra pasión por la salud y el bienestar participando en deportes de equipo, participando en actividades grupales o inscribiéndose en programas de acondicionamiento físico. Estos lazos sociales brindan asistencia, inspiración y un sentido de comunidad, desarrollando un sentido más profundo de satisfacción y significado.

En esencia, la actividad física puede mejorar nuestra salud física y mental, así como nuestra calidad de vida en general. Abre la puerta a una vida más enérgica, empoderada y contenta. Al aceptar los efectos transformadores del ejercicio, abrimos un mundo de oportunidades y nos encaminamos hacia la salud, la felicidad y el autodescubrimiento a largo plazo.

Una historia personal:

Superar obstáculos a través del poder del ejercicio regular

Permítanme compartir con ustedes una experiencia personal que ejemplifica los efectos positivos del ejercicio constante. Conozca a Mark, un hombre de mediana edad que había estado experimentando sentimientos de falta de energía, dudas sobre sí mismo e infelicidad en su vida. Se sintió atrapado en una espiral descendente y se dio cuenta de que algo tenía que pasar.

Mark decidió incluir ejercicio regular en su régimen diario con un rayo de esperanza. Fue duro al principio. Enfrentó obstáculos físicos y cuestionó su capacidad de perseverancia. No obstante, Mark persistió, impulsado por el deseo de una vida mejor.

Algo sorprendente sucedió tan pronto como comenzó a moverse. Mark comenzó a sentirse más fuerte y más vivo que antes. Podía sentir que su cuerpo se fortalecía y sus niveles de energía aumentaban con cada sesión. Pero más que los cambios físicos, quedó asombrado por la mejora en su salud mental y emocional.

Mark descubrió que ir al gimnasio con regularidad le permitía escapar del estrés y las presiones de la vida diaria. Su espíritu se elevó, su mente estaba clara y se sentía mejor mientras hacía ejercicio. El ejercicio se convirtió en su forma de terapia, lo que le permitió dejar de lado los sentimientos reprimidos, disminuir la ansiedad y encontrar comodidad en el ritmo del movimiento.

Mark también experimentó un sentido renovado de confianza en sí mismo gracias a la efectividad del ejercicio regular. Su confianza creció a medida que superaba obstáculos y alcanzaba pequeños hitos. Empezó a pensar en sí mismo como fuerte y capaz, no limitado por sus contratiempos pasados.

Más allá de la vida personal de Mark, el ejercicio tuvo un impacto transformador. Su energía renovada y su perspectiva optimista comenzaron a extenderse a otros aspectos de su vida. Mejoró su rendimiento laboral, compromiso en las relaciones y apertura a nuevas opciones. Los desafíos que alguna vez fueron insuperables ahora demostraron ser peldaños para el crecimiento y el desarrollo personal.

La experiencia de Mark sirve como un poderoso recordatorio de que el ejercicio regular es algo más que mantener la salud física; también es un medio para fomentar la autoconciencia, la resiliencia y la transformación. Podemos superar desafíos, superar limitaciones y realizar todo nuestro potencial al abrazar el poder del ejercicio regular.

Así que tenga en cuenta la narrativa motivacional de Mark cuando esté luchando con problemas corporales, buscando estabilidad mental o deseando un sentimiento de propósito que se ha reavivado. Utilice el poder del ejercicio constante y observe cómo cataliza el empoderamiento, el crecimiento personal

y vivir una vida más allá de sus
expectativas más salvajes.

CAPÍTULO 1

LA CIENCIA DETRÁS DEL EJERCICIO: CÓMO MEJORA SU BIENESTAR

El ejercicio mejora su bienestar general a través de una sorprendente variedad de procesos, según los científicos. Más allá de los cambios físicos obvios, el ejercicio desencadena una cadena de reacciones fisiológicas beneficiosas en su cuerpo y mente.

Su corazón bombea más sangre rica en oxígeno a sus músculos mientras hace ejercicio porque su ritmo cardíaco se acelera. Su condición cardiovascular aumenta gracias a este procedimiento, que también fortalece y aumenta la eficacia de su músculo cardíaco. El ejercicio regular a lo largo del tiempo puede reducir la presión arterial, disminuir la frecuencia cardíaca en reposo y minimizar la posibilidad de desarrollar problemas cardiovasculares.

El ejercicio es fundamental para controlar el metabolismo y el peso corporal. La quema de calorías es un factor clave en el control del peso y en la prevención del aumento excesivo de peso. Su metabolismo se acelera, lo que da como resultado un uso de energía más efectivo y podría respaldar los intentos de pérdida de peso. Además, el ejercicio promueve la preservación de la masa muscular magra, que es esencial para conservar una composición corporal saludable.

El ejercicio tiene un impacto significativo en su salud mental y emocional además de sus ventajas físicas. Las endorfinas, neurotransmisores cerebrales conocidos como hormonas del "bienestar", son estimuladas para ser liberadas. Estas endorfinas inducen emociones de alegría, disminuyen el estrés y disminuyen la ansiedad y los síntomas depresivos. El ejercicio regular puede tener un impacto positivo en su estado de ánimo, autoestima y claridad mental, actuando como un antidepresivo natural.

El ejercicio está relacionado con una mejor salud cerebral y rendimiento cognitivo. El aumento del flujo sanguíneo al cerebro, que aporta oxígeno y nutrientes que favorecen el crecimiento neuronal y mejoran la función cognitiva, es el resultado de la actividad física. Los estudios han demostrado que el ejercicio regular puede mejorar la función cognitiva en general, incluida la memoria y la capacidad de atención. Incluso el riesgo de enfermedades neurodegenerativas como el Alzheimer y la demencia podría reducirse como resultado.

Además, la actividad física fomenta la liberación de varios neurotransmisores y factores de crecimiento en el cerebro, incluido el factor neurotrófico derivado del cerebro (BDNF). Estos compuestos fomentan el crecimiento de nuevas neuronas y fortalecen las conexiones cerebrales, lo que promueve el aprendizaje, la capacidad de resolución de problemas y la fortaleza mental.

El ejercicio tiene ventajas que van más allá de su impacto fisiológico inmediato. La actividad física regular puede mejorar la calidad de su sueño, fortalecer su sistema inmunológico y aumentar su vigor y productividad en general. Además, puede brindarle una sensación de logro, disciplina y placer personal, todo lo cual lo ayuda a pensar positivamente y sentirse mejor en general.

Somos más capaces de incorporar la actividad física en nuestras vidas al tomar decisiones informadas cuando entendemos la ciencia detrás del ejercicio. Podemos maximizar nuestro bienestar, vivir vidas más saludables y alcanzar el máximo potencial de nuestras capacidades físicas y mentales aprovechando los tremendos impactos que el ejercicio tiene en nuestros cuerpos y cerebros. Así que aprovechemos los beneficios del ejercicio que la ciencia ha demostrado y empecemos por el camino hacia una vida más saludable, más feliz y más satisfecha.

Comprender los cambios fisiológicos que ocurren durante el ejercicio

Tu cuerpo experimenta varios cambios fisiológicos sorprendentes mientras haces ejercicio. Estos ajustes son esenciales para mejorar la salud general, aumentar el estado físico y maximizar el rendimiento. Examinemos los principales cambios fisiológicos provocados por el ejercicio:

1. Su ritmo cardíaco aumenta a medida que comienza a hacer ejercicio para mantenerse al día con la mayor demanda de oxígeno y nutrientes que se entregarán a los músculos que trabajan. Este latido cardíaco más rápido facilita el suministro de

sangre oxigenada y elimina eficazmente los desechos.

2. **cardiorrespiratorio mejorado :** el ejercicio regular hace que sus sistemas cardiovascular y respiratorio sean más efectivos. Su músculo cardíaco se fortalece, aumentando la cantidad de sangre que puede bombear con cada latido. Como resultado, el volumen sistólico aumenta, lo que permite que su corazón bombee más sangre rica en oxígeno a sus músculos con cada contracción. El ejercicio también ayuda a fortalecer los músculos respiratorios, lo que mejora la capacidad pulmonar y la absorción de oxígeno.

3. **Mejor circulación sanguínea:** el ejercicio fomenta la angiogénesis, el proceso de creación de nuevos vasos

sanguíneos. Esta red más amplia de vasos sanguíneos mejora el flujo de sangre a los músculos, órganos y tejidos, lo que facilita el suministro de nutrientes y la eliminación de desechos. La circulación mejorada también ayuda a controlar la temperatura corporal al hacer ejercicio.

4. **Adaptaciones musculares:** Sus músculos experimentan varias adaptaciones como resultado del ejercicio regular. A medida que sus músculos se adaptan a la tensión creciente durante el entrenamiento de resistencia, se vuelven más fuertes y tonificados. Tus músculos pueden utilizar el oxígeno de manera más efectiva y mantener una actividad sostenida gracias a las actividades de resistencia que

aumentan su capacidad oxidativa. La fuerza, la resistencia y el rendimiento muscular general mejoran como resultado de estas adaptaciones.

5. **Mayor consumo de oxígeno:** a medida que hace ejercicio, su cuerpo usa más oxígeno para producir la cantidad necesaria de energía. Su velocidad y profundidad de respiración aumentan en respuesta, lo que le permite inhalar más oxígeno y exhalar más dióxido de carbono. Sus músculos son alimentados por esta mayor demanda de oxígeno, lo que también aumenta la producción de energía.

6. **Metabolismo elevado:** el ejercicio acelera su metabolismo, lo que aumenta su consumo de energía. Durante el ejercicio y en reposo, su

cuerpo se vuelve más efectivo para quemar calorías. Mantener un peso corporal saludable y ayudar con la pérdida de peso es posible con el ejercicio regular.

7. Las endorfinas, que son responsables de la sensación de "sentirse bien" y del alivio del dolor, se liberan como resultado del ejercicio, entre otras hormonas. La hormona del crecimiento, que ayuda al crecimiento y la reparación muscular, también se estimula durante el ejercicio. El ejercicio también puede ayudar a regular las hormonas que afectan el metabolismo, el hambre y la respuesta al estrés.

Comprender estas alteraciones fisiológicas que ocurren durante el ejercicio le permite comprender los efectos profundos que el ejercicio tiene en su cuerpo. Al hacer ejercicio regularmente, puede mejorar su salud cardiovascular, la fuerza y resistencia muscular, el uso de oxígeno y el metabolismo en general. Estos ajustes ayudan a aumentar los niveles de energía, el estado físico y el bienestar general del cuerpo y la mente. Así que póngase los zapatos, muévase y desate los increíbles beneficios fisiológicos del ejercicio en su cuerpo.

Revelando los beneficios del ejercicio para la salud física y mental

El ejercicio regular es un instrumento potente que tiene una gran cantidad de ventajas para su bienestar físico y emocional. El ejercicio tiene un impacto profundamente favorable en su salud, ya sea que elija hacerlo de manera vigorosa (como correr o levantar pesas) o moderadamente (como caminar a paso ligero). Examinemos las impresionantes ventajas del ejercicio:

1. Aptitud física:

- **Mayor aptitud cardiovascular:** el ejercicio fortalece el corazón, aumenta su eficacia y reduce el riesgo de enfermedades cardíacas. Promueve un sistema cardiovascular más saludable al mejorar la circulación sanguínea y reducir la presión arterial.

- **Control de peso:** al quemar calorías y ganar masa muscular magra, el ejercicio regular ayuda a mantener un peso corporal saludable. Se evita tanto el aumento de peso como la pérdida de grasa.

- La fuerza y la resistencia de los músculos aumentan mediante el ejercicio, que también tonifica los músculos. La prevención de lesiones y la salud de las articulaciones están respaldadas por músculos fuertes.
- **Aumento de la densidad ósea:** las actividades que soportan peso, como caminar y levantar pesas, fomentan el crecimiento óseo y aumentan la densidad ósea, lo que reduce el riesgo de osteoporosis.
- El ejercicio mejora la flexibilidad, el equilibrio y la coordinación, lo que promueve una mayor función física en general y reduce la posibilidad de accidentes y lesiones.

2. Bienestar mental:

- **Mejora del estado de ánimo:** las endorfinas, las sustancias químicas naturales del cerebro para "sentirse bien", se liberan durante el ejercicio y ayudan a mejorar el estado de ánimo, reducir los niveles de estrés y disminuir los síntomas de ansiedad y melancolía.

- **Mayor energía y vitalidad:** el ejercicio físico regular mejora su vitalidad general, combate la fatiga y aumenta sus niveles de energía, haciéndolo sentir con más energía y alerta.

- **Función cognitiva mejorada:** el ejercicio mejora la función cognitiva, como la memoria, la atención y las habilidades para resolver problemas, al aumentar la neuroplasticidad , aumentar el flujo sanguíneo al cerebro y apoyar la salud del cerebro.

- **Reducción del estrés:** participar en actividad física lo ayudará a liberar la tensión y mejorará su capacidad para manejar los obstáculos en la vida diaria.

- **Autoestima e imagen corporal mejoradas:** el ejercicio regular puede desarrollar una buena autopercepción al mejorar la autoestima, la imagen corporal y la confianza en uno mismo.

3. Generalmente hablando:

- **más alto :** el ejercicio fomenta una mayor calidad del sueño, lo que facilita conciliar el sueño y permanecer dormido durante períodos más largos.

- Vivir un estilo de vida activo está relacionado con una vida más larga y un menor riesgo de desarrollar enfermedades crónicas.

- **Función inmunológica mejorada:** el ejercicio regular ayuda a desarrollar la función inmunológica, lo que reduce la posibilidad de contraer enfermedades comunes y mejora la salud general.

Puede obtener una gran cantidad de ventajas para su salud física y mental al incluir el ejercicio en su régimen. Cataliza una buena transformación, respalda el bienestar general y hace que la vida sea más feliz y saludable. Así que póngase sus zapatos para correr, busque cosas que le gusten hacer y acepte las increíbles cosas que el ejercicio puede hacer por su mente, cuerpo y calidad de vida en general.

CAPITULO 2

EJERCICIO CARDIOVASCULAR: FORTALECIMIENTO DE SU CORAZÓN Y SISTEMA CIRCULATORIO

La aptitud cardiovascular, a veces denominada aptitud aeróbica o resistencia cardiovascular, es la capacidad del corazón, los pulmones y el sistema circulatorio para suministrar de manera eficaz sangre rica en oxígeno a los músculos cuando se está físicamente activo. Es una parte esencial del estado físico general y ayuda a mantener el sistema cardiovascular en buena forma. Se discutirá el valor de la aptitud cardiovascular y cómo apoya su corazón y sistema circulatorio.

1. **Fortaleza del corazón:** El ejercicio cardiovascular regularmente fortalece el músculo cardíaco, mejorando la eficiencia del bombeo de sangre. Correr, andar en bicicleta y nadar son ejemplos de actividades que aumentan el ritmo cardíaco. A medida que practicas estos deportes, tu corazón responde haciéndose más poderoso. Con más potencia, puede bombear más sangre con cada latido, reduciendo la frecuencia cardíaca en reposo y mejorando la circulación tanto en reposo como durante la actividad física.

2. **Flujo sanguíneo mejorado:** el ejercicio cardiovascular mejora el flujo sanguíneo de su cuerpo. Hace que los vasos sanguíneos se hinchen, lo que hace posible que los músculos activos reciban oxígeno y nutrientes de manera más eficaz. La mejora del rendimiento muscular y la disminución del riesgo de cansancio son el resultado del aumento del flujo sanguíneo, que también mejora la eliminación de productos de desecho de los músculos, como el dióxido de carbono.

3. **Presión arterial:** El ejercicio cardiovascular regular puede ayudar a reducir los niveles de presión arterial. La resistencia al flujo sanguíneo disminuye con la actividad física porque hace que los vasos sanguíneos se expandan y se

vuelvan más flexibles. Como resultado, se ejerce menos presión sobre las paredes arteriales, lo que reduce tanto la presión arterial sistólica (el número superior) como la diastólica. El estrés en el corazón se reduce por la disminución de la presión arterial, lo que también reduce el riesgo de enfermedad cardiovascular.

4. **Resistencia mejorada:** al aumentar su capacidad cardiovascular, puede mantener la actividad física durante períodos más prolongados sin cansarse. El ejercicio aeróbico regular mejora la eficacia de su sistema respiratorio, la capacidad de su sangre para transportar oxígeno y la capacidad de su cuerpo para usar oxígeno. Gracias a estas adaptaciones, puede realizar el

trabajo diario y realizar actividades físicas más extenuantes con mayor facilidad y resistencia.

5. **Reducción de la probabilidad de trastornos cardiovasculares :** los trastornos cardiovasculares como la enfermedad de las arterias coronarias, los ataques cardíacos y los accidentes cerebrovasculares están relacionados con una menor probabilidad de desarrollo cuando se realiza ejercicio regular. Fomenta los perfiles ideales de lípidos en la sangre, reduce la acumulación de placa arterial y ayuda a mantener niveles saludables de colesterol. La actividad física regular también puede reducir el riesgo de diabetes tipo 2, un factor de riesgo clave para la enfermedad cardíaca, al regular

los niveles de azúcar en la sangre y mejorar la sensibilidad a la insulina.

Los ejercicios que mejoran el corazón y el sistema circulatorio deben incluir ejercicios aeróbicos. Apunta a 75 minutos de ejercicio aeróbico fuerte, 150 minutos de ejercicio aeróbico moderado o una combinación de los dos cada semana. Para que sus entrenamientos cardiovasculares sean más placenteros y sostenibles, elija actividades que disfrute. Puede mantener un corazón más saludable, mejorar la circulación y disfrutar de una gran cantidad de ventajas asociadas con un sistema cardiovascular robusto y eficaz al aumentar su condición cardiovascular.

Explorando el papel de los ejercicios aeróbicos en la mejora de la salud cardiovascular

Al apoyar la distribución efectiva de oxígeno en todo el cuerpo, fortalecer el corazón y los pulmones y participar en la actividad aeróbica, la salud cardiovascular puede mejorar significativamente. Estas actividades, también llamadas cardio o cardiovasculares, elevan el ritmo cardíaco y aceleran la respiración, lo que tiene varios efectos positivos en el sistema cardiovascular. Examinemos cómo el ejercicio aeróbico mejora específicamente la salud cardiovascular:

1. Los ejercicios que desafían y fortalecen los músculos del corazón se conocen como aeróbicos. Su corazón tiene que trabajar más para bombear sangre oxigenada a sus

músculos mientras realiza actividades como caminar a paso ligero, trotar, andar en bicicleta o bailar. El ejercicio cardiovascular regular permite que el músculo cardíaco se adapte y fortalezca con el tiempo. La frecuencia cardíaca en reposo más baja y la función cardíaca mejorada son efectos de la capacidad de un corazón más fuerte para bombear sangre con mayor eficacia .

2. **Mejora de la función pulmonar:** al expandir la capacidad de los pulmones, los ejercicios aeróbicos también mejoran la función pulmonar. Cuando realiza ejercicio aeróbico, su respiración se vuelve más profunda y rápida, lo que desarrolla y aumenta la eficiencia de sus músculos respiratorios. Estas

funciones pulmonares mejoradas hacen posible una mejor absorción de oxígeno y una mejor expulsión de dióxido de carbono , que optimizan la oxigenación de sus músculos y órganos.

3. **Mejora de la circulación de la sangre:** el ejercicio aeróbico regular aumenta el flujo sanguíneo en todo el cuerpo. Los ejercicios cardiovasculares hacen que los vasos sanguíneos se agranden, lo que aumenta el flujo de sangre a los músculos y órganos. Los tejidos reciben oxígeno y nutrientes más rápidamente debido al aumento de la circulación, que también elimina de manera más eficiente los materiales de desecho como el dióxido de carbono. La circulación sanguínea mejorada también reduce la

posibilidad de desarrollar enfermedades cardiovasculares y apoya los niveles adecuados de presión arterial.

4. **Reducción de los niveles de colesterol:** se ha demostrado que el ejercicio aeróbico eleva los niveles de lipoproteína de alta densidad (HDL) o colesterol "bueno". La lipoproteína de baja densidad (LDL), o colesterol "malo", se elimina del torrente sanguíneo con la ayuda del colesterol HDL. El ejercicio aeróbico ayuda a mejorar el colesterol HDL y reducir el colesterol LDL, lo que da como resultado un perfil de lípidos más saludable y un menor riesgo de enfermedad cardíaca.

5. El manejo del peso y el control de la composición corporal se pueden lograr con ejercicio aeróbico regular.

Al quemar calorías, estas actividades pueden ayudar a perder y mantener el peso. Dado que el exceso de peso supone una carga adicional para el corazón y aumenta el riesgo de desarrollar enfermedades cardíacas y otros trastornos, mantener un peso corporal saludable es crucial para la salud cardiovascular.

6. **Reducción del riesgo de enfermedades crónicas:** el ejercicio aeróbico se ha relacionado con un riesgo reducido de varias enfermedades crónicas. El ejercicio cardiovascular regularmente ayuda a reducir el riesgo de enfermedades como la enfermedad de las arterias coronarias, los accidentes cerebrovasculares, la diabetes tipo 2 y varios tipos de cáncer. Los ejercicios que mejoran la salud

cardiovascular también mejoran la sensibilidad a la insulina, la regulación del azúcar en la sangre y la salud metabólica en general.

Trate de realizar al menos 150 minutos de actividad aeróbica de intensidad moderada o 75 minutos de actividad aeróbica de intensidad vigorosa cada semana para aprovechar los beneficios de los ejercicios aeróbicos para la salud cardiovascular. Para mantener una rutina interesante y duradera, elija actividades que disfrute hacer. Antes de comenzar un nuevo régimen de ejercicios, siempre consulte a un médico, especialmente si tiene algún problema de salud subyacente. Puede mejorar su salud cardiovascular, desarrollar su resistencia y aprovechar las muchas ventajas físicas y psicológicas de un estilo de vida activo y saludable al incluir actividades aeróbicas en su rutina.

Estrategias efectivas para aumentar la resistencia y mejorar la función cardíaca

Los objetivos clave para aquellos que deseen aumentar su condición cardiovascular incluyen aumentar la resistencia y mejorar la salud del corazón. Puede mejorar sus niveles de resistencia y fomentar un corazón sano al poner en práctica tácticas efectivas. Aquí hay algunas tácticas a tener en cuenta:

1. **Progresión Gradual:** Comience por alargar e intensificar progresivamente sus ejercicios. Esto permite que su cuerpo se adapte y aumente gradualmente su resistencia. A medida que mejore su condición física, comience con ejercicios más

cortos a un nivel cómodo y aumente gradualmente el tiempo o la intensidad.

2. Los ejercicios que ponen a prueba su sistema circulatorio y elevan su ritmo cardíaco se conocen como ejercicios cardiovasculares. Correr, andar en bicicleta, nadar o utilizar dispositivos cardiovasculares como la máquina elíptica o de remo son algunos ejemplos de estos ejercicios. Establezca una meta semanal de 75 minutos de actividad aeróbica intensa o 150 minutos de ejercicio aeróbico moderado.

3. Considere la posibilidad de utilizar el entrenamiento por intervalos en sus rutinas. Esto implica alternar entre entrenamientos intensos y recuperación activa. Por ejemplo, puede correr durante 30 segundos,

seguido de un minuto de caminata o trote, y luego repetir el proceso. Al mejorar tanto la resistencia aeróbica como la anaeróbica a través del entrenamiento a intervalos, puede llegar al límite y aumentar su condición cardiovascular.

4. Al participar en una variedad de ejercicios cardiovasculares, puede involucrar a varios grupos musculares y someter a su cuerpo a varios desafíos. Además de prevenir el aburrimiento, el entrenamiento cruzado aumenta la resistencia general y reduce la posibilidad de lesiones por uso excesivo. Para agregar variedad a sus rutinas, incluidas actividades como natación, ciclismo, baile o programas de ejercicios grupales.

5. Los ejercicios para el entrenamiento de fuerza deben incluirse en su régimen con regularidad. Puede conservar la forma y la resistencia adecuadas durante los ejercicios cardiovasculares fortaleciendo los músculos, que sostienen y protegen las articulaciones. Apunta a dos o tres sesiones de entrenamiento de fuerza cada semana, con énfasis en los principales grupos musculares.

6. **Frecuencia y consistencia:** la frecuencia es importante para aumentar la resistencia. Trate de hacer actividades cardiovasculares de tres a cinco veces por semana, como mínimo. La regularidad permite que su cuerpo se adapte y se desarrolle con el tiempo mientras establece una base aeróbica sólida.

7. Mantenga una dieta bien balanceada que le proporcione la energía y la nutrición que necesita para sus ejercicios. Bebe suficiente agua. Una dieta saludable ayuda con la resistencia y el rendimiento general. Además, beba mucha agua antes, durante y después del ejercicio para mejorar la salud del corazón y evitar la deshidratación, que puede reducir la resistencia.

8. **Descanso y recuperación:** Dele a su cuerpo suficiente tiempo entre ejercicios para sanar. Los días de descanso son fundamentales para la regeneración tanto general como muscular. Para evitar el sobreentrenamiento y el agotamiento, preste atención a su cuerpo y cambie la cantidad de

tiempo o la intensidad que dedica al ejercicio según sea necesario.

Antes de comenzar cualquier nuevo régimen de ejercicios, recuerde hablar con un experto médico o un entrenador físico capacitado, especialmente si tiene algún problema médico subyacente. Puede aumentar su resistencia, mejorar la función cardíaca y alcanzar sus objetivos de acondicionamiento cardiovascular mediante el uso de estas tácticas con regularidad.

CAPÍTULO 3

DESARROLLAR FUERZA: ESCULPIR LOS MÚSCULOS Y MEJORAR EL RENDIMIENTO

El entrenamiento de fuerza es una parte crucial para mantenerse físicamente en forma en general y puede tener un gran impacto en el crecimiento y rendimiento de sus músculos. Existen métodos eficientes para ayudarlo a esculpir los músculos y mejorar el rendimiento, ya sea que su objetivo sea aumentar su fuerza para los esfuerzos deportivos o simplemente mejorar su físico. Examinemos algunos métodos esenciales para mejorar su fuerza:

1. **Entrenamiento de resistencia:** agregue entrenamiento de resistencia a su régimen de ejercicio diario. Puede hacer esto aplicando resistencia a través de pesas libres, máquinas de ejercicios, bandas de resistencia o incluso su peso corporal. Concéntrese en movimientos compuestos como sentadillas, peso muerto , press de banca y dominadas que funcionan simultáneamente para muchos grupos musculares. El levantamiento de pesas o la resistencia deben aumentarse gradualmente para mantener los músculos activos y estimular el aumento de la fuerza.

2. Pon en práctica la idea de la sobrecarga gradual durante tus entrenamientos. Como resultado, las demandas impuestas a sus músculos

aumentarán gradualmente. Al aumentar el peso, las repeticiones, las series o la intensidad de sus ejercicios, puede lograrlo. Tus músculos se adaptan y se vuelven más fuertes para manejar las mayores demandas cuando los desafías regularmente.

3. Preste atención a la buena forma y técnica al realizar actividades de entrenamiento de fuerza. Al hacer esto, puede estar seguro de que está apuntando de manera eficiente a los grupos musculares deseados mientras reduce la posibilidad de daño. Considere trabajar con un entrenador personal profesional que pueda ser su mentor y ofrecer críticas si no está seguro de la forma adecuada.

4. **Variedad de ejercicios:** incluya una gama de ejercicios para trabajar en varios grupos musculares y evitar estancamientos . Al cambiar constantemente tus entrenamientos, pones a prueba tus músculos de nuevas maneras y fomentas el crecimiento muscular adicional. Considere incluir ejercicios para las piernas, el pecho, la espalda, los hombros, los brazos y el centro, así como para todos los grupos musculares principales.

5. **Descanso y recuperación adecuados:** dé a sus músculos suficiente tiempo entre sesiones para sanar. Las fibras musculares se dañan durante el entrenamiento de fuerza y se reparan y fortalecen durante la recuperación. Apunta a un mínimo de 48 horas entre

entrenamientos que apunten al mismo grupo muscular. Prioriza dormir lo suficiente, comer bien y mantenerte hidratado en los días de descanso para ayudar al crecimiento muscular y la recuperación.

6. Mantenga una dieta balanceada que contenga los nutrientes necesarios para el crecimiento y reparación muscular. Consuma suficiente proteína para ayudar a la producción de nuevo tejido muscular. Sus comidas deben contener una variedad de frutas, verduras, granos nutritivos y fuentes de proteínas magras. Para maximizar su rendimiento general y la función muscular, manténgase hidratado.

7. **Consistencia y Persistencia:** Se necesita tiempo y consistencia para desarrollar fuerza. Trate de hacer dos

o tres entrenamientos cada semana e incorpore el entrenamiento de fuerza en su programa normal de ejercicios. Mantén tu compromiso con tus entrenamientos y acepta la idea de hacer un desarrollo lento y constante. Ganar fuerza requiere perseverancia y esfuerzo constante.

8. **Realice un seguimiento de su progreso:** controle su progreso durante el entrenamiento de fuerza para realizar un seguimiento de sus avances y mantener la motivación. Mantenga un diario de sus entrenamientos, incluidos los pesos y las repeticiones, y ocasionalmente evalúe su fuerza midiendo su máximo de una repetición o usando otras técnicas.

Antes de comenzar cualquier nuevo programa de entrenamiento, siempre obtenga el consejo de un médico o un entrenador físico capacitado, especialmente si tiene algún problema médico subyacente. Puede esculpir sus músculos, mejorar el rendimiento y obtener las ventajas de una mayor fuerza y aptitud funcional al implementar estas técnicas en su práctica.

Descubrir la importancia del entrenamiento de fuerza para el estado físico general

Una parte crucial del estado físico total es el entrenamiento de fuerza, que con frecuencia complementa el ejercicio cardiovascular. Si bien los ejercicios cardiovasculares tienen varias ventajas para la salud cardiovascular, el entrenamiento de fuerza tiene ventajas particulares que lo convierten en un componente valioso de un régimen completo de ejercicios. Puede obtener una variedad de ventajas del entrenamiento de fuerza que van más allá de simplemente agregar músculo a su cuerpo. Examinemos por qué el entrenamiento de fuerza es crucial para el estado físico general:

1. El entrenamiento de fuerza implica ejercicios de resistencia que se enfocan en partes musculares particulares, empujándolos a fortalecerse. Esto se traduce en un aumento de la fuerza y la resistencia muscular. Los ejercicios que aumentan gradualmente la resistencia o el peso mejoran el crecimiento y la adaptación de las fibras musculares. Esto aumenta la

fuerza y la resistencia muscular, lo que facilita la realización de las tareas diarias y reduce la posibilidad de desarrollar desequilibrios musculares o debilidad.

2. El ejercicio de fuerza tiene un efecto favorable en tu metabolismo, incrementándolo. El entrenamiento de fuerza mejora la masa muscular magra, lo que hace que quemes más calorías incluso cuando estás en reposo. Tener una mayor tasa metabólica puede ayudarlo a mantener un peso saludable y fomentar la pérdida de grasa, lo que puede ser ventajoso para sus objetivos de control de peso y composición corporal.

3. El entrenamiento de fuerza es esencial para mantener y mejorar la densidad ósea. También ayuda a

prevenir lesiones. Sus huesos experimentan estrés a través de ejercicios con pesas, como levantar pesas o usar máquinas de resistencia, lo que los alienta a crecer más fuertes y densos. Para aquellos que son susceptibles a la osteoporosis oa la pérdida ósea relacionada con la edad, esto es especialmente crucial. Los huesos más fuertes promueven la salud general de los huesos y reducen la incidencia de fracturas.

4. Fortalecer los músculos alrededor de las articulaciones ayuda a aumentar la estabilidad de las articulaciones y reduce la posibilidad de lesiones, lo que mejora la función de las articulaciones. Las actividades de entrenamiento de fuerza fomentan el crecimiento de los tejidos conectivos que sostienen las articulaciones

durante el movimiento, como los tendones y los ligamentos. Esto es especialmente ventajoso para las personas que tienen problemas en las articulaciones o que se están recuperando de un accidente.

5. **Actividades diarias y condición física funcional:** el entrenamiento de fuerza mejora la condición física funcional, que es la capacidad para llevar a cabo las tareas de la vida diaria con comodidad y eficacia. Le resultará más sencillo levantar y transportar mercancías, subir escaleras, realizar las tareas del hogar y participar en actividades de ocio a medida que aumenta su fuerza muscular general. Esto se traduce en una mejor calidad de vida y una mayor independencia con las actividades diarias.

6. El entrenamiento de fuerza es una parte crucial para mejorar el rendimiento deportivo, independientemente del deporte o la actividad que practiques. Se mejoran la potencia, la velocidad, la agilidad y el rendimiento físico general. Puede mejorar su rendimiento en deportes, actividades de ocio e incluso alcanzar sus objetivos de fitness, como correr más rápido o saltar más alto, ganando fuerza.

7. Las actividades de entrenamiento de fuerza se enfocan en ciertos músculos que son importantes para mantener una buena postura y una correcta alineación del cuerpo. Esto mejora la mecánica corporal y la postura. Tu postura mejorará, reduciendo el riesgo de dolor de espalda y mejorando la mecánica

general de tu cuerpo. Esto es posible gracias al fortalecimiento de los músculos del core, la espalda y las caderas. Una mejor estabilidad y equilibrio son otros beneficios.

8. **Bienestar mental y emocional:** el ejercicio de fuerza con regularidad puede mejorar su salud mental y emocional. Las endorfinas, que son estimulantes naturales del estado de ánimo, se liberan durante el ejercicio, especialmente el entrenamiento de fuerza. Puede disminuir los signos de ansiedad, desesperación y estrés, fomentando una perspectiva más feliz y un mayor bienestar mental.

El entrenamiento de fuerza no tiene que dar como resultado aumentar el volumen o convertirse en un culturista para que lo incorpores a tu régimen de ejercicios. Su objetivo es mejorar su salud general, funcionalidad y estado físico. Antes de comenzar cualquier nuevo programa de ejercicios, recuerde hablar con un entrenador personal autorizado o un proveedor de atención médica, especialmente si tiene algún problema médico subyacente. Puede disfrutar de la gran cantidad de ventajas que el entrenamiento de fuerza brinda a su estado físico general y mejorar su calidad de vida al adoptarlo.

Técnicas y ejercicios efectivos para construir y tonificar los músculos.

Los ejercicios de entrenamiento de resistencia y los métodos eficientes que se enfocan en grupos musculares particulares se combinan para desarrollar y tonificar los músculos. Puede aumentar el crecimiento muscular y obtener un físico mejor contorneado al combinar estos métodos en su régimen de entrenamiento. Estos métodos y ejercicios eficientes para desarrollar y tonificar los músculos se enumeran a continuación:

1. Los ejercicios con varias articulaciones que trabajan simultáneamente varios grupos musculares se conocen como ejercicios compuestos. Estos entrenamientos son muy útiles para aumentar la masa muscular y la fuerza general. Sentadillas, peso muerto , press de banca, press por encima de la cabeza y dominadas son algunos ejemplos. Los ejercicios compuestos le permiten trabajar numerosos grupos musculares en una

sola acción, lo que promueve un crecimiento muscular efectivo.

2. **Sobrecarga progresiva:** un componente clave del desarrollo muscular es la sobrecarga progresiva. Implica poner progresivamente más tensión en los músculos con el tiempo. Al aumentar el peso, las repeticiones, las series o la intensidad de sus ejercicios, puede crear una sobrecarga progresiva. Tus músculos se adaptan y se vuelven más fuertes cuando los sometes constantemente a dificultades.

3. **Ejercicios en aislamiento:** los ejercicios de aislamiento se enfocan en grupos de músculos particulares, lo que le permite concentrarse en desarrollar y tonificar esas partes de su cuerpo. Curl de bíceps, tríceps extensiones, elevaciones laterales y

elevaciones de pantorrillas son algunos ejemplos. La utilización de ejercicios de aislamiento en su régimen puede ayudarlo a definir y dar forma a los músculos correctos, brindándole una apariencia tonificada y equilibrada.

4. El entrenamiento de intervalos de alta intensidad (HIIT) es un tipo de ejercicio que alterna ráfagas rápidas de actividad vigorosa con intervalos de descanso. Este tipo de ejercicio promueve la pérdida de grasa y el aumento de la resistencia muscular. Los movimientos de peso corporal como burpees , saltos en cuclillas y escaladores de montaña se usan con frecuencia en los entrenamientos HIIT. Puede aumentar su metabolismo, quemar calorías y

tonificar sus músculos al incluir HIIT en su programa.

5. **Entrenamiento en circuito:** En el entrenamiento en circuito, se realizan varios ejercicios uno tras otro con poco descanso entre ellos. Trabaja una variedad de grupos musculares mientras mantiene un ritmo cardíaco alto, lo que tiene ventajas cardiovasculares y de fuerza. Al elegir una selección de ejercicios de resistencia y agregar ejercicios aeróbicos como saltos de tijera o saltar la cuerda, puede diseñar su circuito.

6. **Dropsets y supersets:** en un superconjunto, se realizan dos ejercicios para varios grupos musculares seguidos sin descanso. Agregar un ejercicio de fila de atrás a una prensa de pecho, por ejemplo.

Al aumentar la tensión y el estrés en los músculos, este enfoque fomenta el desarrollo y la tonificación muscular. Los dropsets implican trabajar a través de una serie de ejercicios hasta que llegas al fallo, momento en el que rápidamente bajas el peso y terminas la serie. Este método ayuda a agotar los músculos y promover el crecimiento muscular adicional.

7. **Conexión mente-músculo:** el crecimiento y la tonificación muscular efectivos requieren una fuerte conexión mente-músculo. Implica concentrarse en el músculo particular que se ejercita y emplear intencionalmente ese músculo durante todo el ejercicio. Este método mejora el reclutamiento y la

activación muscular, lo que produce resultados superiores.

8. La recuperación y la nutrición correcta son esenciales para el crecimiento y la tonificación muscular, al igual que el descanso y el tiempo de recuperación suficientes. Asegúrese de que su dieta esté bien balanceada y contenga cantidades adecuadas de proteínas, carbohidratos y grasas saludables para ayudar al crecimiento y reparación muscular. La curación y el crecimiento de los músculos dependen de descansar y dormir lo suficiente

Antes de comenzar cualquier nuevo programa de ejercicios, recuerde hablar con un entrenador personal autorizado o un proveedor de atención médica, especialmente si tiene algún problema médico subyacente. Puede fortalecer y tonificar con éxito sus músculos usando estos métodos y ejercicios en su programa, brindándole el cuerpo y la fuerza que desea.

CAPÍTULO 4

FLEXIBILIDAD Y EQUILIBRIO: DESBLOQUEAR EL POTENCIAL DE SU CUERPO

Aunque a veces se descuidan los componentes de la forma física, la flexibilidad y el equilibrio son cruciales para la salud y el bienestar general. Una mayor flexibilidad hace posible una mayor movilidad, mientras que el equilibrio mejorado reduce el riesgo de caídas y accidentes. Puede obtener una variedad de ventajas y mejorar su rendimiento físico utilizando la flexibilidad y el equilibrio de su cuerpo. Examinemos la importancia del equilibrio y la flexibilidad y aprendamos métodos prácticos para maximizar el potencial de su cuerpo:

1. **Los beneficios de la flexibilidad**

- **Mayor rango de movimiento:** los ejercicios de flexibilidad ayudan a que sus articulaciones se muevan más libremente, lo que le facilita moverse y realizar tareas.

- **Prevención de lesiones:** las articulaciones y los músculos que son flexibles tienen menos probabilidades de sufrir lesiones. Una mayor flexibilidad reduce el riesgo de lesiones como esguinces articulares, distensiones musculares y otras dolencias comunes.

- **Mejoras en la postura y la alineación:** los ejercicios de flexibilidad ayudan a mantener una buena postura y alineación, lo que reduce el riesgo de desequilibrios musculares y problemas posturales.

- Las actividades de estiramiento mejoran el flujo de sangre a los músculos, ayudando en su recuperación después de un ejercicio extenuante y fomentando la relajación.

2. **Estrategias para aumentar la flexibilidad:**

- **Estiramiento estático:** concéntrese en sentir un estiramiento suave sin dolor mientras mantiene un estiramiento durante 15 a 30 segundos para un músculo o grupo de músculos en particular. ¿Cada uno se estira dos o tres veces?

- El estiramiento dinámico implica hacer movimientos lentos y repetidos que amplían progresivamente el rango de movimiento. Los columpios de piernas, los círculos con los brazos y las estocadas para caminar son algunos ejemplos.

- Los ejercicios de estiramiento, equilibrio y fuerza se utilizan en yoga y pilates para mejorar la flexibilidad, la postura y la conciencia corporal general.
- Rodillo de espuma: aplique presión sobre los músculos tensos con un rodillo de espuma para aliviar la tensión y aumentar la flexibilidad.

3. Los beneficios del equilibrio:

- **Prevención de caídas:** tener un buen equilibrio nos ayuda a evitar caídas, especialmente a medida que envejecemos. Apoya la estabilidad durante las actividades regulares y los esfuerzos atléticos.
- **Movimiento funcional:** actividades como caminar sobre superficies

irregulares o subir escaleras requieren estabilidad y coordinación, las cuales son ayudadas por el equilibrio.

- Los ejercicios de equilibrio trabajan los músculos centrales, mejorando la estabilidad y la fuerza central total.

4. Métodos para aumentar el saldo

- **Ejercicios en una pierna:** pruebe ejercicios que requieran que mantenga el equilibrio sobre una sola pierna, como sentadillas con una sola pierna, peso muerto con una sola pierna o estar de pie con los ojos cerrados.

- Tanto el yoga como el tai chi implican movimientos fluidos y posturas de equilibrio que mejoran la coordinación, el control del cuerpo y el equilibrio.

- **Tablas de equilibrio y equipo para el entrenamiento de estabilidad** : para probar su equilibrio y aumentar la estabilidad, use tablas de equilibrio, balones de estabilidad o cojines oscilantes.

- Ejercicios de propiocepción La capacidad de su cuerpo para percibir su ubicación y movimiento en el espacio se conoce como propiocepción . La propiocepción se puede mejorar con ejercicios como pararse sobre almohadillas de espuma o hacer ejercicios con los ojos cerrados.

Puede maximizar el potencial de su cuerpo y obtener una variedad de ventajas al incluir ejercicios de flexibilidad y equilibrio en su régimen de entrenamiento. Para evitar daños, siempre caliente antes de estirar y comience con movimientos lentos y moderados. Con el tiempo, aumente gradualmente la dificultad y la duración de sus entrenamientos. Recuerda prestar atención a tu cuerpo y detenerte si sientes dolor o molestias. Los ejercicios para la flexibilidad y el equilibrio deben incorporarse a su rutina al menos dos o tres veces por semana porque la constancia es importante. Disfrute el proceso de descubrir nuevos niveles de flexibilidad y estabilidad a medida que desbloquea el potencial de su cuerpo.

Aceptar la importancia de los ejercicios de flexibilidad y equilibrio

Comprender el valor del entrenamiento de la flexibilidad y el equilibrio es un viaje que cambia la vida y que puede mejorar su rendimiento físico, reducir el riesgo de lesiones y mejorar su bienestar general. Puede obtener varias ventajas y aprovechar todo el potencial de su cuerpo al incluir estos ejercicios en su régimen de acondicionamiento físico. Exploremos por qué es tan importante hacer ejercicios de equilibrio y flexibilidad :

1. Mejora del Rendimiento Físico

- Mayor rango de movimiento: los ejercicios de flexibilidad hacen que sus músculos y articulaciones sean más flexibles, mejorando su rango de movimiento. Esto puede mejorar su desempeño en una variedad de actividades físicas, incluidos los deportes, el baile e incluso los trabajos diarios.

- **Movimiento suave y eficiente:** una mayor flexibilidad y equilibrio dan como resultado patrones de movimiento que son más fluidos y efectivos. Esto le permitirá trabajar de forma más precisa y elegante al mismo tiempo que mejora su rendimiento deportivo.

2. Reduzca el riesgo de lesiones:

- Fortalecer los músculos alrededor de las articulaciones a través de ejercicios de equilibrio aumenta la estabilidad de las articulaciones y reduce la posibilidad de esguinces y distensiones.

- **Control corporal mejorado:** a través de entrenamientos específicos, puede mejorar su equilibrio y coordinación y mantener el control sobre sus movimientos, lo que reduce el riesgo de caídas y otros accidentes.

3. Fomentar el bienestar general:

- **de la tensión :** las actividades de equilibrio y flexibilidad, como el yoga o el tai chi, implican ejercicios de respiración y movimientos conscientes que pueden reducir la tensión, fomentar la relajación y mejorar la salud mental.

- Estos ejercicios hacen posible una mejor postura y alineación, que también ayudan a disminuir los desequilibrios musculares y el estrés que se ejerce sobre las estructuras de su cuerpo.

- Los ejercicios de flexibilidad y equilibrio ayudan a mejorar la conexión mente-cuerpo, lo que fomenta una mejor comprensión del potencial de su cuerpo y eleva su nivel de conciencia corporal general.

4. **Mantenga sus articulaciones sanas:**

- **Lubricación de las articulaciones:** al estimular la producción de líquido sinovial, que lubrica las articulaciones y reduce la fricción, los ejercicios de flexibilidad ayudan a preservar la salud de las articulaciones.

- **Deterioro relacionado con la edad:** Los ejercicios regulares de flexibilidad y equilibrio pueden ayudar a evitar la rigidez y mejorar la movilidad a medida que envejece al retrasar las pérdidas relacionadas con la edad en la flexibilidad de las articulaciones.

5. Una estrategia holística para el fitness

- El entrenamiento de fuerza, los ejercicios aeróbicos y otras formas de ejercicio deben combinarse con ejercicios de flexibilidad y equilibrio para crear un régimen de acondicionamiento físico completo que aborde todas las facetas del acondicionamiento físico.

- **Los ejercicios para la flexibilidad y el equilibrio promueven el movimiento consciente:** el movimiento consciente fomenta una conexión más estrecha entre el cuerpo, la mente y la respiración.

Puede liberar el potencial de su cuerpo y emprender un viaje revolucionario hacia un mejor rendimiento físico, menos lesiones y un mayor bienestar general al darse cuenta de la importancia de la flexibilidad y los ejercicios de equilibrio. El estiramiento, el yoga, el tai chi o actividades específicas centradas en el equilibrio son solo algunos ejemplos de los ejercicios de flexibilidad y equilibrio que puede incorporar a su régimen. Comience con cuidado, preste atención a su cuerpo y agregue movimientos más difíciles con el tiempo. Las ventajas sustanciales que la flexibilidad y el equilibrio ofrecen a su vida se pueden experimentar al aceptar el proceso.

Mejorar la movilidad, prevenir lesiones y mejorar la postura.
Mantener un estilo de vida saludable y activo requiere lograr objetivos importantes como aumentar la movilidad, prevenir lesiones y mejorar la postura. Puedes acercarte mucho más a alcanzar estos objetivos agregando entrenamientos particulares y desarrollando prácticas conscientes . Veamos cómo aumentar la movilidad, evitar accidentes y corregir su postura pueden contribuir a su bienestar:

1. Aumento de la movilidad

- Se puede lograr un mayor rango de movimiento con ejercicios de movilidad regulares como estiramiento y movilización de articulaciones. Puede moverse más fácilmente y realizar tareas con más facilidad debido a esto.

- Mantener y mejorar la movilidad ayuda a mantener y mejorar la salud y el funcionamiento de las articulaciones. Esto puede disminuir el malestar y la rigidez de las articulaciones y la posibilidad de desarrollar enfermedades como la artritis.

- **Movimiento Funcional:** Una mayor movilidad te permite realizar las actividades diarias más rápido y con menos esfuerzo. Ayuda a realizar movimientos como doblarse, estirarse y girar, lo que mejora su calidad de vida en general.

2. **Evitar accidentes:**

- **Flexibilidad y elasticidad de los músculos:** tener músculos flexibles reduce el riesgo de desgarros y distensiones musculares durante la actividad física. Permite que sus músculos se ajusten y reaccionen a movimientos rápidos o cambios de dirección de manera eficiente.

- **Estabilidad de las articulaciones:** al realizar ejercicios específicos, puede fortalecer los músculos alrededor de las articulaciones y mejorar la estabilidad. A través de un mayor apoyo y control, esto ayuda a evitar lesiones comunes, como esguinces y dislocaciones.

- **Técnica y alineación del cuerpo:** el uso de la forma y la técnica correctas al participar en diferentes actividades, como levantar pesas o practicar deportes, reduce la posibilidad de lesiones provocadas por patrones de movimiento deficientes.

3. **Optimización de la postura**

- **Alineación de la columna:** Mantener una buena postura ayuda a que la columna se mantenga en la posición adecuada, aliviando la tensión en el cuello, los hombros y la espalda. Puede ayudar a reducir la incomodidad y evitar problemas de postura a largo plazo.

- **Simetría y alineación muscular:** corregir los desequilibrios musculares con actividades que mejoran la postura puede mejorar la simetría y la alineación muscular. Esto fomenta un mejor apoyo postural y reduce la posibilidad de problemas musculoesqueléticos.

- **Positividad y Presencia:** Una buena postura mejora tu apariencia en conjunto y transmite confianza. Puede tener un buen efecto tanto en cómo te ves a ti mismo como en cómo te ven los demás.

Considere agregar los siguientes ejercicios a su programa para aumentar la movilidad, reducir las lesiones y mejorar la postura:

- Los ejercicios regulares de flexibilidad y estiramiento ayudan a aumentar la flexibilidad muscular y la movilidad de las articulaciones.
- Los ejercicios que mejoran la estabilidad general a través del entrenamiento de fuerza se concentran en los músculos que sostienen las articulaciones.

- El yoga, el pilates y el tai chi son ejemplos de ejercicios de movimiento consciente que enfatizan la alineación, la conciencia corporal y la postura óptimas.
- Realice cambios ergonómicos en su espacio de trabajo y rutina diaria para apoyar una buena postura.
- perseguir un estilo de vida saludable y activo que incorpore una variedad de ejercicios que utilizan varias regiones musculares y patrones de marcha.

Tenga en cuenta que debe prestar atención a su cuerpo, comenzar lentamente y buscar el consejo de un médico o un profesional del acondicionamiento físico con licencia si tiene alguna condición o preocupación en particular. Puede aumentar su movilidad, prevenir lesiones y mejorar su postura con un esfuerzo constante y un enfoque reflexivo, mejorando su bienestar general y permitiéndole vivir una vida más activa y sin dolor.

CAPÍTULO 5

LA CONEXIÓN MENTE-CUERPO: EL EJERCICIO COMO CATALIZADOR DEL BIENESTAR MENTAL

Explorando el profundo impacto del ejercicio en la salud mental

El ejercicio actúa como un catalizador para impulsar la salud mental debido al fuerte vínculo entre la mente y el cuerpo. La actividad física regular tiene un impacto positivo significativo en su salud mental y emocional además de su salud física. Veamos algunas de las asombrosas formas en que el ejercicio mejora la salud mental:

1. **Elevación del estado de ánimo**

- **Liberación de endorfinas:** Las endorfinas, u hormonas de "sentirse bien", se liberan como resultado del ejercicio. Estos químicos cerebrales contribuyen a mejorar el estado de ánimo, reducir el dolor y reducir el estrés.

- **Reducción del estrés y la ansiedad:** el ejercicio reduce la liberación de hormonas del estrés y fomenta la relajación, actuando como un calmante natural para el estrés. Puede aliviar los síntomas de ansiedad e infundir una sensación de tranquilidad.

- **Aumento de Serotonina y Dopamina:** La serotonina y la dopamina son neurotransmisores vinculados a las emociones de felicidad, placer y bienestar general. El ejercicio mejora la producción y disponibilidad de estos neurotransmisores.

2. Reducción de estrés:

- El ejercicio es una excelente manera de eliminar el estrés y la ansiedad acumulados. Le permite manejar mejor el estrés al reenfocar su atención y energía.
- **Mecanismos de afrontamiento mejorados:** al aumentar la resiliencia y brindarle una sensación de control sobre situaciones difíciles, el ejercicio regular puede ayudarlo a sobrellevar mejor el estrés.
- **Mejora de la memoria y la claridad mental:** el ejercicio fomenta un mayor flujo de sangre al cerebro, lo que puede mejorar la memoria y la claridad mental, así como el rendimiento cognitivo. Como resultado de esto, se apoya una mejor gestión del estrés.

3. Problemas de salud mental:

- Se ha demostrado que el ejercicio es útil para reducir los signos y síntomas de depresión y ansiedad. Puede mejorar su estado de ánimo, aumentar su confianza en sí mismo y darle una sensación de logro.
- El ejercicio se puede utilizar como una terapia complementaria para problemas como la tristeza, la ansiedad e incluso el trastorno por déficit de atención con hiperactividad (TDAH), y se ha relacionado con un menor riesgo de trastornos de salud mental.

4. Imagen corporal y autoestima:

- **Confianza corporal:** hacer ejercicio regularmente y alcanzar sus objetivos de acondicionamiento físico puede mejorar su imagen corporal y aumentar su confianza en sí mismo. El ejercicio fomenta la autoconfianza, la autoaceptación y el disfrute del propio cuerpo.

- Participar en deportes de equipo o ejercicios grupales puede ofrecer oportunidades de conexión social, apoyo y un sentido de pertenencia, todo lo cual puede tener un efecto positivo en la autoestima.

5. **ventajas cognitivas**

- **Mayor agudeza mental y enfoque:** el ejercicio regular se ha asociado con una mayor función cognitiva, que incluye un mejor enfoque, atención y habilidades para resolver problemas.

- Mejora de la memoria: el ejercicio fomenta el desarrollo de nuevas células cerebrales, lo que mejora la memoria y el aprendizaje.

Para maximizar los efectos positivos del ejercicio en la salud mental:

- **Encuentre ejercicios que disfrute hacer:** Es más probable que persista con un programa de acondicionamiento físico si lo encuentra divertido e interesante.

- **Establezca objetivos alcanzables:** para sentirse exitoso y progresar, establezca objetivos de ejercicio que sean alcanzables y realistas.

- Ponga la consistencia primero: incluso si son más cortos, intente participar en sesiones de ejercicio frecuentes. Obtener las ventajas del ejercicio para la salud mental requiere constancia.

- **Combina ejercicios aeróbicos y de fuerza:** para obtener las máximas ventajas para la salud mental, combina ejercicios aeróbicos como trotar o nadar con actividades de entrenamiento de fuerza como levantamiento de pesas o ejercicios de peso corporal.

- Practique la atención plena: para fortalecer la conexión mente-cuerpo y promover el bienestar mental, participe en actividades conscientes como el yoga o el tai chi.

Recuerde siempre prestar atención a su cuerpo, moverse a su velocidad y consultar a un médico si tiene algún problema de salud subyacente. Puede beneficiarse de las increíbles ventajas del ejercicio y fomentar una conexión saludable entre la mente y el cuerpo para una existencia más feliz y saludable al adoptar el ejercicio como un catalizador para el bienestar mental.

Controlar el estrés, mejorar el estado de ánimo y estimular la función cognitiva

Mantener el bienestar total requiere controlar el estrés, elevar el estado de ánimo y mejorar la capacidad cognitiva. Es esencial encontrar métodos prácticos para ayudar a nuestra salud mental en la agitada sociedad actual. Afortunadamente, el ejercicio proporciona un potente remedio para hacer frente a estos problemas. Examinemos cómo el ejercicio puede reducir el estrés, elevar el estado de ánimo y mejorar la función cognitiva:

1. **Controlando el Estrés:**

- **Regulación de las hormonas del estrés:** el ejercicio reduce los niveles de cortisol en el cuerpo y fomenta una respuesta al estrés más equilibrada al regular la síntesis de hormonas del estrés como el cortisol .

- El ejercicio ofrece un canal para liberar físicamente la tensión y el estrés reprimido, produciendo relajación y una sensación de serenidad.

- El ejercicio físico puede servir como una distracción mental de las tensiones, lo que le permite cambiar su concentración y reenfocar su energía mental.

2. Estado de ánimo creciente

- El ejercicio provoca la liberación de endorfinas, que son las sustancias naturales del cerebro que mejoran el estado de ánimo. Esto puede ayudar a reducir la ansiedad, la desesperación y los cambios de humor en general.

- El ejercicio físico aumenta la disponibilidad y producción de serotonina y dopamina, dos neurotransmisores relacionados con la motivación, el placer y la felicidad.

- Autoeficacia y confianza: Alcanzar hitos en el estado físico o pasar por el desarrollo personal a través del ejercicio puede aumentar la autoestima, la autoeficacia y la disposición general.

3. **Mejora del proceso cognitivo:**

- **Aumento del flujo sanguíneo al cerebro:** el ejercicio estimula la circulación sanguínea, lo que aumenta la cantidad de oxígeno y nutrientes que llegan al cerebro, mejorando la función cognitiva y promoviendo la salud del cerebro.

- Haga ejercicio regularmente para apoyar la neuroplasticidad , la capacidad del cerebro para reorganizar y crear nuevas conexiones. La memoria, el aprendizaje y la flexibilidad mental se benefician de esto.

- **Enfoque y claridad mental:** la actividad física puede promover la claridad mental, aumentar el enfoque y mejorar el rendimiento cognitivo general.

Para incluir ejercicio en su rutina para controlar el estrés, mejorar el estado de ánimo y mejorar la función cognitiva:

- Descubra las actividades que le gustan: para mejorar la motivación y la sostenibilidad, elija ejercicios que realmente disfrute.
- Establezca metas alcanzables: Establezca objetivos alcanzables que estén en línea con su nivel de condición física y horario para sentir crecimiento y logros.
- Realice actividad aeróbica regularmente Trate de hacer al menos 150 minutos a la semana de ejercicio de intensidad moderada o 75 minutos a la semana de ejercicio extenuante.

- Utilice el entrenamiento de fuerza Para mejorar la fuerza muscular y el estado físico general, incorpore ejercicios de entrenamiento de fuerza al menos dos veces por semana.

- La consistencia es importante, así que haga un esfuerzo por hacer ejercicio regularmente durante la semana para cosechar los frutos con el tiempo.

- Preste atención a las señales de su cuerpo y evite el esfuerzo excesivo escuchándolo. Para la salud en general, es imperativo dormir lo suficiente y recuperarse.

Puede controlar eficazmente el estrés, elevar el estado de ánimo y mejorar la función cognitiva agregando ejercicio a su rutina. Acepta la capacidad de la actividad física para mejorar tu salud mental y abre

la puerta a una existencia mejor, más feliz
y más equilibrada.

CAPITULO 6

PERSONALIZACIÓN DE SU RUTINA DE EJERCICIOS: DISEÑO DE UN PLAN DE EJERCICIOS QUE FUNCIONE PARA USTED

Evaluar sus objetivos de acondicionamiento físico y crear un régimen de ejercicio personalizado

El secreto para alcanzar sus objetivos de acondicionamiento físico y mantener un régimen de acondicionamiento físico sostenible es crear un plan de actividades que funcione para usted. Cada persona es diferente, en sus gustos, necesidades y grados de condición física. Puede crear un régimen de ejercicios que se adapte específicamente a sus necesidades y se integre sin problemas en su estilo de vida. Aquí le mostramos cómo crear un programa de ejercicios que se adapte a sus necesidades:

1. **Determine sus objetivos y nivel de condición física:**

- Establezca objetivos específicos: determine los objetivos que tiene para su programa de ejercicios. Aclarar sus objetivos ayudará a su estrategia de entrenamiento, ya sea para perder peso, aumentar la masa muscular, mejorar la salud cardiovascular o el bienestar general.

- Evaluación de su nivel de condición física Para saber dónde se encuentra, evalúe su nivel actual de condición física. Piense en cosas como su fuerza, equilibrio, flexibilidad y resistencia cardiovascular. Su selección de ejercicios y el establecimiento de objetivos se verán favorecidos por esta evaluación.

2. **Tenga en cuenta sus preferencias e intereses** :

- **Encuentre actividades de ejercicio que realmente disfrute:** elija ejercicios que realmente disfrute. Correr, nadar, bailar, andar en bicicleta o participar en deportes de equipo son algunos ejemplos. Es más probable que permanezca con él y mantenga su motivación si disfruta de la actividad.

- **Diversidad y flexibilidad:** para mantener su régimen fresco y evitar la monotonía, mezcle sus ejercicios.

Considere ejercicios que también se pueden realizar en muchos entornos, como actividades en interiores o al aire libre, según sus gustos y los recursos que tiene a su disposición.

3. **Establezca metas definidas y realistas:**

- Establezca objetivos SMART, que se definen como específicos, medibles, alcanzables, relevantes y de duración determinada. En lugar de establecer un objetivo general como "ponerse en forma", por ejemplo, intente "correr una carrera de 5 km en tres meses" o "hacer diez flexiones sin pausa".

- **Avance gradual:** a medida que aumenta su nivel de condición física, aumente gradualmente la intensidad, la duración o la frecuencia de sus entrenamientos comenzando con objetivos más manejables. Esta estrategia reduce la posibilidad de lesiones mientras permite que su cuerpo se ajuste.

4. **Programe sus entrenamientos:**

- **Determine su frecuencia semanal:** elija la cantidad de días por semana que puede dedicar a hacer ejercicio. Para permitir que tu cuerpo sane, logra un equilibrio entre la constancia y los días de descanso.

- **Gestión del tiempo:** Piensa en tu plan diario y elige los horarios que más te convengan. Elija un momento que pueda dedicar constantemente a sus entrenamientos, ya sea por la mañana, durante el almuerzo o por la noche.

5. **Busque el consejo de un profesional:**

- **Consulte a un profesional del acondicionamiento físico:** si no sabe por dónde empezar o necesita ayuda para crear un plan de actividades, piense en hablar con un profesional del acondicionamiento físico, como un entrenador personal o un fisiólogo del ejercicio. Pueden brindarle asesoramiento individualizado, demostrar una buena forma y ayudarlo a desarrollar una estrategia eficiente basada en sus objetivos y talentos.

6. **Toma nota de tu cuerpo:**

- **Prioriza la relajación y la recuperación:** para minimizar el sobreentrenamiento y reducir la posibilidad de lesiones, date suficiente tiempo para relajarte y recuperarte. Preste atención a las señales de su cuerpo y cambie la cantidad de ejercicio o tome días de descanso según sea necesario.

- **Adáptese según sea necesario:** Sea adaptable con su estrategia y haga los ajustes necesarios. Es posible que deba cambiar su régimen de ejercicios como resultado de eventos de la vida, lesiones o cambios en los objetivos. Sea flexible y, si es necesario, busque otros ejercicios o pasatiempos.

Se debe crear un programa de acondicionamiento físico personalizado para el éxito y el disfrute a largo plazo. Tenga en cuenta que la persistencia, el compromiso y una perspectiva positiva son esenciales. Se embarcará en un viaje de acondicionamiento físico que es único para usted al adaptar su entrenamiento para que coincida con sus objetivos, intereses y habilidades, brindando una experiencia sostenible y gratificante.

Consejos para mantenerse motivado y superar las barreras comunes para hacer ejercicio

Mantener su entusiasmo y superar los obstáculos típicos para hacer ejercicio puede ser difícil, pero con las técnicas apropiadas, puede tener éxito. Aquí hay algunos consejos para ayudarlo a mantener la motivación y superar los obstáculos típicos del entrenamiento:

1. **Establezca objetivos razonables:** Establezca objetivos de aptitud SMART (específicos, medibles, alcanzables, relevantes y con plazos determinados) que sean tanto razonables como factibles. Para que sus objetivos sean más manejables y

medibles, divídalos en hitos más pequeños.

2. Descubra su por qué Descubra por qué desea hacer ejercicio. Recordarse a sí mismo sus motivaciones lo ayudará a mantenerse dedicado y concentrado, ya sea para lograr un determinado hito en el estado físico, reducir el estrés o mejorar su salud.

3. **Haga que su entorno sea solidario:** rodéese de personas positivas e inspiradoras que compartan sus valores. Únase a comunidades en línea que se centren en el fitness, inscríbase en clases de fitness o busque un compañero de entrenamiento.

4. **Elija ejercicios y actividades físicas que realmente disfrute:** encuentre actividades agradables para

participar. Es más probable que se mantenga motivado y espere sus entrenamientos si se divierte mientras hace ejercicio.

5. Cambie su rutina: agregue diversidad a sus entrenamientos para evitar el aburrimiento. Para mantener las cosas frescas y evitar la monotonía, pruebe una variedad de métodos de entrenamiento, cambie su horario o descubra nuevas actividades al aire libre.

6. **Programe sus entrenamientos:** programe sus entrenamientos en su calendario como lo haría con otras citas importantes. Establezca un horario y trate de cumplirlo tanto como pueda, ya que la consistencia es importante.

7. **Establece recompensas:** date un gusto por alcanzar hitos o terminar

entrenamientos difíciles. Regálate un masaje, invierte en nuevos equipos de ejercicio o recompénsate con un nutritivo placer que respalde tus objetivos de acondicionamiento físico.

8. Mantenga un registro de sus entrenamientos, medidas y logros para realizar un seguimiento de su progreso. Puede ser muy motivador ver su progreso documentado en papel o a través de aplicaciones de monitoreo de estado físico, que pueden servir como un recordatorio constante de su éxito.

9. **Supere las restricciones de tiempo:** si el tiempo es un problema, divida sus entrenamientos en sesiones más manejables y más cortas. Incluya la actividad física en su rutina, por ejemplo, caminando durante la hora

del almuerzo o eligiendo las escaleras en lugar del ascensor.

10. **Sea resistente y adaptable:** debido a que la vida es impredecible, puede haber ocasiones en las que se interrumpan sus entrenamientos programados. Evita rendirte siendo adaptable y flexible. Encuentre otros métodos para mantenerse activo, como practicar ejercicios de peso corporal cuando no pueda ir al gimnasio o mirar videos de entrenamiento en casa.

11. **Haz del cuidado personal una prioridad:** Da prioridad al descanso y la recuperación para cuidar tu cuerpo y tu mente. Para evitar el agotamiento y las lesiones, permítase descansar lo suficiente, comer sano y descansar.

12.	Encuentre un compañero de responsabilidad o regístrese en un grupo de acondicionamiento físico que lo haga responsable de su programa de ejercicios. Tener un compañero con quien discutir su desarrollo, dificultades y logros puede aumentar su motivación y apoyo.

Tenga en cuenta que la motivación puede cambiar con el tiempo, pero al poner en práctica estas ideas y dedicarse a sus objetivos, puede superar los obstáculos típicos y mantener un programa regular de ejercicios. Celebre sus éxitos, acepte el viaje y siga trabajando hacia una forma de vida más saludable y activa.

CAPÍTULO 7

EJERCICIO PARA TODA LA VIDA: INTEGRACIÓN DE LA ACTIVIDAD FÍSICA EN SU RUTINA DIARIA

Adoptar un estilo de vida activo más allá de las sesiones estructuradas de ejercicio

La actividad física regular es un compromiso de por vida con su salud y bienestar, no solo un proyecto a corto plazo o una moda pasajera. Puede disfrutar de las diversas ventajas del ejercicio y convertirlo en una parte vital de su vida incluyéndolo en su rutina diaria.

1. **Comience poco a poco:** es importante comenzar poco a poco y aumentar gradualmente su nivel de actividad si es nuevo en el ejercicio o no ha estado activo por un tiempo. Comience agregando períodos breves de ejercicio a su día, como caminar rápido durante la hora del almuerzo o elegir las escaleras en lugar del ascensor. Estas acciones modestas pueden sentar las bases para una forma de vida más activa.

2. **Encuentre actividades que le gusten:** El secreto para desarrollar el buen estado físico como un hábito para toda la vida es participar en actividades físicas que le gusten. Prueba varias actividades, como bailar, caminar, nadar o andar en bicicleta, para ver qué te hace feliz y realizado. El ejercicio se vuelve

menos una tarea y más una experiencia gratificante cuando aprecias lo que estás haciendo.

3. **Conviértalo en un hábito diario:** cuando se trata de hacer ejercicio, la constancia es clave . Aunque dure poco tiempo, trate de incluir algún tipo de actividad física en su rutina diaria. Al igual que lo haría con cualquier otra tarea importante en su día, programe un horario específico para hacer ejercicio. Convertirlo en un hábito hace que sea más sencillo mantenerse al día y darle a su salud una prioridad máxima.

4. **Sea consciente del comportamiento sedentario:** Dada la prevalencia del comportamiento sedentario en la actualidad, es importante realizar un seguimiento del tiempo que pasa sentado o inactivo. Busque

oportunidades para estirarse, dar un paseo corto o realizar algunos ejercicios simples para romper los períodos prolongados de estar sentado. Piense en emplear estaciones de trabajo de pie, tomar descansos activos o incluir actividad física en sus actividades de ocio.

5. Reconozca que es posible que su programa de ejercicios deba cambiar para adaptarse a las fases cambiantes de la vida, las obligaciones profesionales y las situaciones personales. Incluso cuando las cosas estén ocupadas, sea adaptable y proponga métodos inventivos para mantenerse activo. Si tiene poco tiempo, piense en combinar el entrenamiento en intervalos de alta intensidad (HIIT) o ejercicios rápidos e intensos que brinden la

mayor cantidad de resultados en el menor tiempo posible.

6. **Establezca Metas Alcanzables:** Establezca objetivos que estén en línea con sus habilidades y principales prioridades. Establecer objetivos te ofrece algo por lo que trabajar y te mantiene motivado, ya sea para terminar una carrera de 5 km, convertirte en un experto en cierta postura de yoga o aumentar tu fuerza. Para realizar un seguimiento de su progreso y reconocer los logros a lo largo del camino, divida las metas más grandes en hitos más manejables.

7. **Busque la diversidad:** al agregar diversidad a sus entrenamientos, puede evitar caer en un estancamiento de su condición física. Para mantener las cosas interesantes,

intente varias cosas, varíe sus entrenamientos o inscríbase en programas grupales. La variedad no solo evita que te aburras, sino que también empuja a tu cuerpo en varias direcciones, mejorando tu estado físico general.

8. **Tome nota de su cuerpo:** preste atención a las señales de su cuerpo y modifique su plan de entrenamiento según sea necesario. La actividad física es vital, pero también lo es el descanso y la recuperación. Para evitar lesiones y agotamiento, date tiempo para recuperarte, especialmente después de entrenamientos desafiantes.

9. Encuentre fuentes de inspiración y motivación que le hablen para mantenerse motivado. Esto puede ser encontrar un grupo que lo aliente,

realizar un seguimiento de su progreso o recompensarse cuando alcanza ciertas metas. Rodéate de personas que te apoyen y motiven mientras persigues un estilo de vida saludable.

10.   **Acepte los Beneficios:** Aparte de mejorar su salud física, el ejercicio regular tiene muchas otras ventajas. Mejora el estado de ánimo, reduce el estrés, mejora la función cognitiva, aumenta la energía y fomenta un mejor sueño. Acepte y valore estas ventajas como un recordatorio regular de los efectos beneficiosos que tiene el ejercicio sobre su salud en general.

Puedes invertir en tu salud actual y crear las condiciones para un futuro saludable al incluir actividad física en tu rutina diaria.

Haga del ejercicio una prioridad en su vida y obtenga beneficios duraderos.

Incorporar el movimiento en las actividades cotidianas para obtener beneficios para la salud a largo plazo

Una gran estrategia para mejorar la salud a largo plazo es incorporar el movimiento en las tareas diarias. Puedes incluir la actividad física en tu rutina diaria para hacerla más divertida y sostenible. Su salud general, sus niveles de energía y su bienestar pueden mejorarse al incorporar el movimiento en las actividades diarias. Aquí hay algunos consejos útiles para incluir el movimiento en las actividades diarias:

Considere caminar o andar en bicicleta como un modo de transporte para viajar distancias cortas en lugar de usar solo un automóvil o el sistema de transporte público. Estos medios de transporte respetuosos con el medio ambiente, rentables y físicamente activos son una excelente manera de moverse cuando se hacen mandados o se va al trabajo.

Tomar descansos activos: Tome descansos activos para romper los períodos prolongados de estar sentado. Cada hora, configure un temporizador para que sirva como recordatorio para levantarse y moverse. Estírate, haz un pequeño ejercicio o da un paseo rápido por tu casa o lugar de trabajo. Estos pequeños períodos de movilidad pueden ayudar a aumentar la energía, mejorar la circulación y contrarrestar los efectos nocivos de estar sentado por mucho tiempo.

incluir tareas domésticas: Aprovecha la posibilidad de realizar actividad física incluyendo las tareas domésticas. Moverse mientras realiza tareas como pasar la aspiradora, barrer, trapear, cuidar el jardín y limpiar puede ayudarlo a quemar calorías y desarrollar músculo. Haz que tus tareas sean divertidas y atractivas poniendo música.

Participar en el Ocio Activo: Investigar alternativas activas a las actividades de ocio sedentarias. Camine, nade, baile, practique un deporte o participe en actividades al aire libre como acampar o hacer jardinería. Además de fomentar la buena forma física, estos pasatiempos también ofrecen renovación mental y emocional.

Elegir las escaleras: siempre que sea posible, use las escaleras en lugar de una escalera mecánica o un ascensor. Un gran enfoque para usar los músculos de las piernas, mejorar la salud cardiovascular y quemar calorías es subir escaleras. Su cantidad de ejercicio diario puede cambiar significativamente con un simple cambio.

Incluir movimiento al mirar televisión o usar dispositivos electrónicos: si descubre que pasa mucho tiempo viendo televisión o usando dispositivos electrónicos, acostúmbrese a incluir movimiento cuando sea sedentario. Haga ejercicios como flexiones, estocadas o sentadillas durante las pausas publicitarias. Mire sus programas de televisión o películas preferidos mientras usa una caminadora o una bicicleta de ejercicios. Puede hacer esto para incorporar entretenimiento con ejercicio.

Considere integrar opciones de socialización activa en lugar de simplemente reunirse con amigos o familiares para comer o beber. Organice un evento deportivo amistoso, hagan una caminata juntos o anden en bicicleta. Hará ejercicio y pasará tiempo con sus seres queridos además de disfrutar de un tiempo de calidad.

Hacer del movimiento una prioridad: cambie su perspectiva para que el movimiento sea una prioridad en sus actividades diarias. Busque oportunidades para mantenerse activo, como elegir un pasatiempo activo o una actividad de ocio, tomar el camino más largo hasta su destino, estacionarse más lejos de la puerta, etc. Inevitablemente, incluirá más actividad física en su rutina si prioriza el movimiento.

Para obtener ventajas para la salud a largo plazo, es eficaz incorporar el movimiento en las actividades diarias. Tenga en cuenta que incluso los ajustes más pequeños pueden conducir a un estilo de vida más activo y saludable. Así que comience hoy incorporando el movimiento en sus rutinas diarias y disfrute de los beneficios que tiene para su bienestar general.

CAPÍTULO 8

SUPERACIÓN DE DESAFÍOS: ESTRATEGIAS PARA MANTENER LA COHERENCIA Y SUPERAR LAS MESETAS

Superar obstáculos y mantenerse comprometido con su viaje de ejercicio

Cuando se trata de mantener una rutina de ejercicios y disfrutar de las ventajas a largo plazo, la constancia es esencial. Por otro lado, los obstáculos y mesetas son comunes en el viaje. La buena noticia es que puede usar tácticas para sortear estos desafíos y mantener su rumbo. Los siguientes son algunos métodos sensatos para mantener la consistencia y superar los estancamientos en su viaje de acondicionamiento físico:

1. **Establezca metas alcanzables Primero ,** establezca metas que sean alcanzables y razonables. Como resultado, estará más motivado y enfocado con láser. Divide tus objetivos más ambiciosos en etapas más manejables. Celebra tus logros a lo largo del camino para mantenerte inspirado y seguir adelante.

2. **Encuentra tu motivación:** Decide qué es lo que te motiva a hacer ejercicio. Puede ser mejorar su salud, aumentar su energía, reducir su nivel de estrés o alcanzar un determinado objetivo de acondicionamiento físico. Cuando se enfrente a

obstáculos o falta de motivación, siga recordándose su motivación.

3. **Haga un horario:** haga un horario que funcione para usted programando sus entrenamientos con anticipación. Considera estos encuentros contigo mismo como citas no negociables. Encuentre una hora del día que funcione con su horario y se adapte a su nivel de energía. El ejercicio debe ser una prioridad principal en su horario, ya que la consistencia se desarrolla a través de la regularidad.

4. **Cambie su programa:** Cuando su cuerpo se acostumbra a un programa de ejercicios, pueden ocurrir estancamientos . Para superar esto, mezcle sus rutinas agregando nuevos ejercicios, técnicas de entrenamiento o programas de acondicionamiento

físico. Esto mantiene sus entrenamientos interesantes y desafía a su cuerpo de diferentes maneras, evitando el estancamiento.

5. **Busque orientación profesional:** piense en contratar a un instructor de acondicionamiento físico o un entrenador personal que pueda ofrecerle orientación y experiencia. Pueden crear un plan de entrenamiento específico para usted en función de sus objetivos, verificar la forma y la técnica adecuadas y ayudarlo a superar los estancamientos mediante la introducción de nuevos ejercicios o métodos de entrenamiento.

6. **Realice un seguimiento de su progreso:** mantenga un registro de sus ejercicios, avances y éxitos. Observar tu progreso y el progreso

que has logrado puede inspirarte. Para realizar un seguimiento de sus niveles de ejercicio, establecer objetivos y monitorear su desarrollo a lo largo del tiempo, use un cuaderno de ejercicios, una aplicación para teléfonos inteligentes o un rastreador de ejercicios portátil.

7. **Encuentre un socio para la rendición de cuentas:** tener a alguien que lo haga responsable mejorará enormemente su consistencia. Encuentre un compañero de entrenamiento o regístrese en una clase o club donde pueda conocer a otras personas que tengan intereses y aspiraciones similares. La consistencia se puede mejorar mucho apoyándose y alentándose unos a otros.

8. **Sea amable con usted mismo y manténgase positivo:** a lo largo de su viaje de acondicionamiento físico, practique la amabilidad hacia usted mismo y manténgase flexible. Reconoce que puedes experimentar fracasos o días en los que te falta motivación. Aceptar estas circunstancias como oportunidades de desarrollo y adaptabilidad. Si es necesario, modifica tus rutinas o intenta una estrategia diferente, pero nunca olvides seguir adelante.

9. **Establezca la recuperación primero:** las mesetas ocasionalmente pueden ser una indicación de que su cuerpo necesita suficiente tiempo para relajarse y recuperarse. Asegúrese de programar días de descanso en su horario y participar en actividades de cuidado

personal como hacer espuma, estirarse y dormir lo suficiente. Al cuidar su cuerpo, puede recuperarse lo más rápido posible y evitar el agotamiento.

10. **Celebre sus éxitos:** a medida que avanza, reconozca y celebre sus éxitos. Tómese un tiempo para celebrar y darse un capricho cuando alcance un hito en el estado físico, supere una situación difícil o vea mejoras en su fuerza o resistencia. Permanecerá con energía y entusiasmo por continuar su viaje gracias a estos comentarios alentadores.

Tenga en cuenta que mantener la consistencia y superar las mesetas requiere tolerancia al fracaso, tenacidad y flexibilidad. Puede superar obstáculos, romper estancamientos y experimentar un progreso continuo en su búsqueda para convertirse en una versión más saludable y en forma de sí mismo al poner en práctica estas técnicas y mantenerse dedicado a sus objetivos de acondicionamiento físico.

Resolución de problemas comunes y superación de estancamientos en el estado físico

Es normal toparse con obstáculos y llegar a estancamientos en el estado físico cuando se trata de mantener un programa de entrenamiento regular. Estos obstáculos pueden poner a prueba su determinación de cumplir con sus metas. Para continuar avanzando en su viaje de acondicionamiento físico, puede superar los obstáculos típicos y romper las mesetas siendo proactivo y resolviendo problemas en su enfoque. Los siguientes son algunos consejos para ayudarlo a superar los desafíos y superar las mesetas:

1. **Considere su rutina:** considere su actual régimen de ejercicios desde la distancia. ¿Sientes monotonía o aburrimiento? ¿Te esfuerzas lo suficiente? ¿Incluyes una gama de entrenamientos? Examine su rutina y tome nota de las áreas de mejora o adiciones para mantener las cosas interesantes y desafiantes.

2. **Establezca metas precisas:** establecer metas precisas puede ayudarlo a mantenerse motivado y concentrado. En lugar de simplemente tratar de "ponerse en forma", haga planes específicos como terminar una carrera de 5 km, levantar cierta cantidad de peso o

aprender una nueva postura de yoga. Para realizar un seguimiento de su progreso y mantenerse motivado, divida sus objetivos más grandes en hitos más pequeños y más manejables.

3. **Varíe sus entrenamientos:** Evitar mesetas requiere variedad en sus entrenamientos. Incluya una variedad de ejercicios, que incluyen entrenamiento de intervalos, entrenamiento de fuerza, entrenamiento de flexibilidad y actividades cardiovasculares. Pruebe nuevas clases de ejercicio, descubra actividades al aire libre o juegue con varias herramientas de ejercicio. Al cambiar su régimen, empuja su cuerpo, involucra su mente y usa diferentes grupos de músculos.

4. **Aumente la intensidad:** cuando su cuerpo se acostumbre a la intensidad de su ejercicio actual, pueden ocurrir mesetas. Aumentar gradualmente la intensidad de su entrenamiento lo ayudará a tener éxito. El aumento de peso, más repeticiones o series, sesiones de entrenamiento más largas o el uso de entrenamiento por intervalos pueden usarse para lograr esto. Extenderse fuera de su zona de confort fomenta el desarrollo continuo.

5. Establezca la recuperación y el descanso como una prioridad principal. El agotamiento se puede prevenir y las mesetas se pueden superar descansando y recuperándose lo suficiente. Asegúrese de que su cuerpo tenga suficiente tiempo de inactividad

entre los entrenamientos. Incluya días de descanso, participe en estrategias activas de recuperación como ejercicios de espuma y estiramientos, y haga hincapié en dormir lo suficiente. El cuidado de su cuerpo promueve el máximo crecimiento y restauración muscular.

6. Mantenga un registro de sus entrenamientos, medidas y logros para realizar un seguimiento de su progreso. Puede ver hasta dónde ha llegado y ser responsable al realizar un seguimiento de su progreso. Utilice un dispositivo portátil, un diario de ejercicios o una aplicación de ejercicios para realizar un seguimiento de sus actividades, realizar un seguimiento de su avance y señalar cualquier área problemática potencial.

7. **Busque asesoramiento profesional:** si tiene problemas para superar los estancamientos o está lidiando con dificultades particulares, es posible que desee hablar con un experto en acondicionamiento físico, como un entrenador personal o un fisiólogo del ejercicio. Es posible que evalúen su rutina actual, ofrezcan consejos expertos y creen un programa personalizado para ayudarlo a superar los obstáculos y lograr sus objetivos.

8. Cree un sistema de recompensas para mantenerse motivado y reconocer sus logros. Después de alcanzar un objetivo de acondicionamiento físico o terminar un entrenamiento difícil, recompénsese con algo que le guste. Puede ser un masaje relajante, un atuendo deportivo nuevo y elegante

o una actividad divertida que ha estado esperando. Las recompensas sirven como refuerzo motivacional y ofrecen un refuerzo positivo.

9. **Encuentre un socio responsable:** trabajar junto con alguien que tenga aspiraciones similares de acondicionamiento físico puede ayudar con la responsabilidad y el impulso. Encuentre un compañero de entrenamiento o regístrese en un gimnasio para que puedan motivarse y apoyarse mutuamente. Compartir sus luchas, triunfos y avances con otra persona puede hacer que el viaje sea más placentero y ayudarlo a mantenerse comprometido.

10. **Mantenga su buena actitud y sea paciente:** Superar obstáculos y mesetas requiere persistencia y una buena perspectiva. Tenga en cuenta

que el crecimiento lleva tiempo y puede haber obstáculos en el camino. Mantenga el enfoque en sus objetivos, reconozca los pequeños éxitos y participe en ejercicios de autocompasión. Tenga fe en su capacidad para superar los desafíos y tenga en cuenta que la perseverancia y la constancia seguramente darán sus frutos.

CAPÍTULO 9

EL PODER DE LA COMUNIDAD: ENCONTRAR APOYO Y RESPONSABILIDAD

Los beneficios de hacer ejercicio con otros y unirse a comunidades de acondicionamiento físico

Comenzar un viaje de acondicionamiento físico puede ser un evento que cambie la vida, pero no tiene que hacerlo solo. En términos de salud y estado físico, el poder de la comunidad es incomparable. Encontrar responsabilidad y apoyo de personas que comparten sus objetivos puede mejorar en gran medida su motivación, dedicación y rendimiento general. Aquí hay algunas razones por las que abrazar el poder de la comunidad es esencial para su viaje de acondicionamiento físico, ya sea uniéndose a un grupo de acondicionamiento físico, participando en cursos grupales o buscando comunidades en línea:

1. **Inspiración y motivación:** ser parte de una comunidad lo expone a personas que tienen objetivos y metas similares. Observar a otros trabajar hacia sus objetivos de acondicionamiento físico puede motivarlo e inspirarlo a continuar en su camino. Las historias de éxito, cambio y tenacidad que escuchará lo inspirarán a seguir adelante.

2. **Responsabilidad y compromiso:** es más probable que tenga un sentido de responsabilidad para presentarse y hacer su mejor esfuerzo cuando sea miembro de una comunidad. Es posible que esté más motivado para seguir y dedicarse a su régimen de ejercicios si es consciente de que los demás dependen de usted y lo apoyan. Compartir tus logros y objetivos con los demás también te hace más responsable de lograr tus propias metas.

3. **Asesoramiento y apoyo de expertos:** dentro de un grupo de fitness se pueden encontrar personas con diversos grados de experiencia y competencia. Puede beneficiarse de los importantes conocimientos, consejos y asistencia que ofrece este rico conjunto de conocimientos a

medida que avanza en su camino hacia la buena forma física. El conocimiento combinado de la comunidad puede ayudarlo a avanzar más rápido, ya sea que esté buscando orientación sobre una buena forma, descubriendo métodos de entrenamiento eficientes u obteniendo recomendaciones nutricionales.

4. Juntos, podemos superar los obstáculos. Cada camino de fitness viene con su parte de obstáculos y fracasos. Cuando eres parte de una comunidad, tienes personas a las que acudir en busca de apoyo cuando las cosas se ponen difíciles. Puede buscar el consejo, el apoyo y la compasión de su comunidad cuando enfrente desafíos. Compartir sus desafíos y victorias con aquellos que

han recorrido el mismo camino que usted puede traer consuelo y ayuda en la resolución de problemas.

5. **Diversión y compañerismo:** hacer ejercicio no tiene que ser una actividad solitaria. Ser parte de una comunidad le da a su programa de ejercicios un componente social. Puede interactuar con personas que tienen pasatiempos, intereses y objetivos. Participar en ejercicios grupales, talleres u otras actividades promueve el compañerismo y ofrece un ambiente amistoso donde puede pasar un buen rato mientras trabaja para lograr sus objetivos de acondicionamiento físico.

6. **Nuevas posibilidades y aventuras:** probablemente encontrará nuevas posibilidades de acondicionamiento físico y aventuras dentro de una

comunidad en las que quizás no haya pensado en su soledad. La comunidad puede presentarle actividades emocionantes que agregan diversidad y emoción a su viaje de acondicionamiento físico, ya sea participando en una carrera benéfica, probando un nuevo deporte o inscribiéndose en un desafío de acondicionamiento físico.

7. **Celebración de hitos y progreso:** la comunidad sirve como un lugar para que usted reconozca sus logros, tanto significativos como insignificantes. Puede ser tremendamente gratificante compartir sus logros con personas que aprecian el valor de sus hitos, registros o imágenes de progreso. Su sentido de autoestima se fortalece aún más con el apoyo y

el aliento de la comunidad, lo que lo inspira a hacer aún más.

8. **Amistades duraderas:** las conexiones que se establecen dentro de la comunidad del fitness con frecuencia van más allá de la comunidad en línea o del club. Conectarse con personas que comparten su entusiasmo por la salud y el ejercicio podría ayudarlo a formar amistades sinceras. Además de crear una red de personas que pueden continuar ayudándose en el crecimiento mutuo en todas las áreas de la vida, estas amistades brindan a las personas un sentido de comunidad.

No tiene que hacerlo solo cuando se trata de lograr sus objetivos de acondicionamiento físico. Acepte el poder de la comunidad y rodéese de personas que lo inspiren, desafíen y eleven. Juntos allanarán el camino hacia una versión de sí mismos más fuerte, saludable y viva. Únase a un grupo, interactúe con otros y descubra el poder transformador de encontrar

Aprovechar el poder del apoyo social para el éxito a largo plazo

Obtener el éxito a largo plazo en su búsqueda de acondicionamiento físico requiere aprovechar el poder del apoyo social. Construye una base sólida para el desarrollo continuo cuando se rodea de una red de apoyo de amigos, familiares o personas de ideas afines que comparten su compromiso con la salud y el bienestar. Aquí hay algunas formas en que utilizar el apoyo social podría ayudarlo a tener éxito a largo plazo:

1. **Estímulo y responsabilidad:** el apoyo social ofrece la motivación y la responsabilidad necesarias para mantener sus objetivos de acondicionamiento físico. Tener a alguien que te aliente, reconozca tus éxitos y reafirme tu compromiso te mantiene comprometido y responsable. Si tiene un compañero de entrenamiento, un amigo que lo alienta o un grupo en línea, su apoyo y aliento mejorarán en gran medida su consistencia y adherencia.

2. **Objetivos compartidos y actitudes comparables:** Rodearse de otras personas que tienen objetivos y actitudes comparables fomenta una atmósfera potente para el

crecimiento. Interactuar con otras personas que comparten sus objetivos de fitness y salud le permite compartir ideas, desarrollar técnicas mutuamente beneficiosas y obtener información de las experiencias de los demás. Este objetivo común fomenta un sentido de comunidad y conocimiento compartido que solidifica su compromiso y ayuda a superar los obstáculos.

3. Las redes sociales de apoyo dan acceso a los usuarios a multitud de información y herramientas. Las personas de su red de apoyo pueden tener opiniones perspicaces, conocimientos profundos o sugerencias útiles sobre regímenes de ejercicio, planes de dieta o enfoques de recuperación. Puede

aumentar su comprensión y equiparse con herramientas para aprovechar al máximo su viaje de acondicionamiento físico mediante el intercambio de información y el aprendizaje de las experiencias de los demás.

4. **Motivación y apoyo emocional:** Comenzar un viaje de acondicionamiento físico a veces puede ser difícil, por lo que es esencial contar con una red de apoyo. El apoyo emocional de su red puede levantarle el ánimo, aumentar su confianza y servir como un recordatorio de su progreso cuando enfrenta reveses, estancamientos o momentos de incertidumbre. Su inspiración y motivación se convierten en una fuerza impulsora

que ayuda en su perseverancia durante tiempos difíciles.

5. **Superación de obstáculos y desarrollo de la resiliencia:** el apoyo social puede ayudarlo a superar los obstáculos que podrían estar obstaculizando su progreso. Tener a otras personas que entiendan y simpaticen con sus problemas puede proporcionar ideas y soluciones invaluables para superar los obstáculos, ya sea que se deban a la falta de tiempo, la duda o las dificultades externas. Desarrolla resiliencia, adquiere técnicas de resolución de problemas y se prepara mejor para enfrentar obstáculos en el futuro a través de experiencias y apoyo compartidos.

6. **Competencia saludable e inspiración:** en un grupo de amigos

alentadores, se puede desarrollar una competencia saludable que lo inspire a esforzarse más. Observar a otros lograr el éxito o hacer avances puede energizarte e inspirarte para mejorar tus esfuerzos. La competencia amistosa puede estimular el crecimiento porque lo motiva a establecer expectativas más altas, ampliar sus límites y buscar el progreso constantemente.

7. Se agrega una capa de felicidad y placer a su viaje cuando comparte sus logros y celebra hitos con su red de apoyo. Hacer que otros reconozcan y aplaudan tus logros fortalece tu sentido de logro y aumenta tu confianza, ya sea al completar una carrera difícil o al aprender una nueva habilidad atlética.

8. Las redes de apoyo social desarrolladas en torno a la aptitud física y el bienestar general suelen dar como resultado lazos de por vida y asociaciones satisfactorias. Las personas se vuelven más cercanas debido a sus intereses, experiencias y aspiraciones comunes. Estas conexiones van más allá del estado físico y pueden mejorar su vida de varias maneras al brindarle un sentido de comunidad, camaradería y un sistema de apoyo de personas con ideas afines.

Un paso revolucionario hacia el éxito a largo plazo en su búsqueda de acondicionamiento físico es aprovechar el poder del apoyo social. Su motivación, conocimiento y disfrute general del proceso pueden mejorar en gran medida si se rodea de una red de apoyo de personas que lo alientan, lo inspiran y lo hacen responsable. Fomentar relaciones significativas y aceptar el poder del apoyo social lo ayudará a vivir una vida más saludable, feliz y plena.

CONCLUSIÓN

Aproveche el poder del ejercicio regular

El ejercicio regular es un instrumento poderoso que puede mejorar significativamente su vida en una variedad de formas. Puede beneficiarse de diversas maneras (física, mental y emocional) al aceptar el poder del ejercicio. El ejercicio tiene un potencial increíble para todo, desde mejorar el estado de ánimo y la función cognitiva hasta desarrollar músculos y mejorar la salud cardiovascular.

Hemos analizado la ciencia detrás del ejercicio, examinado las muchas ventajas físicas y emocionales que aporta y ofrecido consejos para incorporarlo a su rutina diaria a lo largo de este viaje. Se han cubierto el establecimiento de metas, la conquista de desafíos y la obtención de ayuda en el camino.

Tome medidas de inmediato y comience a hacer del ejercicio una prioridad máxima en su vida. Comience por evaluar sus objetivos de acondicionamiento físico y cree un programa de entrenamiento personalizado que se adapte a sus requisitos e intereses. Descubrir las actividades que disfruta, hacer uso del apoyo social y celebrar sus logros lo ayudará a mantenerse motivado. Utilice una mentalidad de crecimiento y paciencia para superar obstáculos y mesetas.

Tenga en cuenta que el ejercicio regular tiene beneficios fuera de los entrenamientos programados. Adopte un estilo de vida activo incluyendo el movimiento en su rutina diaria y buscando oportunidades para hacer ejercicio durante el día. Sé consciente de los requerimientos de tu cuerpo, cuídate y presta atención a las indicaciones que te brinda.

Sepa que es capaz de hacer cosas increíbles mientras emprende su viaje. Estás invirtiendo en ti mismo con cada paso que das hacia un estilo de vida más en forma, más saludable y más equilibrado. Acepte el poder del ejercicio constante y permita que saque lo mejor de usted.

Entonces, abróchese los zapatos, póngase su equipo de gimnasia y comience su increíble viaje. Tu puedes cambiar tu vida. Aprovéchelo, abrácelo y permita que el poder del ejercicio constante lo lleve a ser más saludable y feliz en el futuro.

Reflexionando sobre el poder transformador del ejercicio en la salud general

La actividad física regular no es solo una tarea para tachar una lista de cosas por hacer, ya que se vuelve obvio cuando consideramos el impacto transformador del ejercicio en la salud en general. Cataliza la transformación y es un punto de partida para una vida llena de vigor , fortaleza y bienestar.

Hemos investigado la ciencia del ejercicio a lo largo de nuestro viaje, aprendiendo cómo mejora nuestra salud física y mental. Hemos visto de primera mano las increíbles ventajas que ofrece, desde mejorar el estado físico cardiovascular y la definición muscular hasta la reducción del estrés y la mejora de la función cognitiva.

Hemos visto una y otra vez cuán efectivo es el ejercicio para ayudarnos a vivir vidas más largas y saludables.

Pero el ejercicio tiene más significado que solo los beneficios corporales. Demuestra la tenacidad y el poder del alma humana. Nos enseña autocontrol, tenacidad y la capacidad de superar nuestras zonas de confort. Nos empujan a ir más allá de nuestras zonas de confort y desbloquear nuevos niveles de nuestro potencial.

El ejercicio tiene efectos transformadores que van mucho más allá de la pista de atletismo o el gimnasio. Cada elemento de nuestra vida se ve afectado por él, incluidas nuestras relaciones, nuestros trabajos y nuestro sentido general de identidad. La actividad física regular nos ayuda a desarrollar una mentalidad de autocuidado y hace que nuestra salud sea una prioridad. A medida que hacemos más ejercicio, estamos más en sintonía con nuestro cuerpo, prestando atención a sus necesidades y cuidándolo.

El ejercicio no es un tratamiento que funcione para todos. Es un viaje personal que es particular de cada persona. Debemos identificar las actividades que nos hacen felices, alimentan nuestra pasión y se ajustan a nuestras inclinaciones. Lo que importa es que movamos nuestros cuerpos y respetemos su anhelo intrínseco de movimiento, ya sea a través de un ejercicio riguroso, yoga, un viaje al bosque o una clase de baile.

No pasemos por alto la importancia del equilibrio al considerar el potencial transformador del ejercicio. No se trata de luchar por un estándar esquivo de perfección o de esforzarnos hasta el punto de la fatiga. Encontrar un ritmo saludable que nutra nuestros cuerpos y mentes nos permitirá prosperar en todas las facetas de la vida.

A la luz de esto, tenga en cuenta que hay más beneficios del ejercicio regular que solo los físicos al comenzar su camino. Se trata del cambio interno, la sensación de empoderamiento y el próximo resurgimiento del vigor.

Acepte los efectos positivos del ejercicio. Acepta el placer del movimiento. Conviértalo en una parte regular de su vida para ver los sorprendentes efectos que tiene en su salud y bienestar general. Mereces tener una vida llena de vigor, energía y vitalidad. Todo comienza con una acción, un ejercicio y una entrega a uno mismo.

Adoptar un compromiso de por vida con la actividad física para ser más saludable y feliz

Tu futuro estará determinado por tu decisión de adoptar un compromiso de por vida con la actividad física, lo que te ayudará a convertirte en una versión más saludable y feliz de ti mismo. Es una inversión a largo plazo en su bienestar y calidad de vida, en lugar de centrarse en tendencias transitorias o ambiciones de corta duración.

Hacer que la actividad física regular forme parte de su rutina diaria mejorará su salud por el resto de su vida. El ejercicio regular beneficia su mente y espíritu tanto como su salud física. Se convierte en un pilar de su bienestar general y le brinda el vigor, el vigor y la energía para prosperar en todas las facetas de la vida.

Cuando decide participar en actividad física regular, emprende una búsqueda de crecimiento personal. Trasciendes tus expectativas a medida que encuentras tus cualidades y habilidades ocultas. Adquieres autocontrol, tenacidad y una sensación de logro que trasciende la forma física.

Una dedicación de por vida a la actividad física también promueve una relación saludable con su cuerpo. Aprendes a prestar atención a sus señales, respetar sus límites y prestar atención a lo que requiere. Este vínculo se convierte en una brújula que le permite tomar decisiones que promuevan su salud y bienestar.

Tenga en cuenta que ninguna estrategia funciona para todos en este viaje. Encuentra las cosas que disfrutas hacer, ya sea yoga , senderismo, ciclismo, natación o cualquier otra actividad. Acepta la variación, permitiéndote experimentar con muchos estilos de movimiento para encontrar lo que te habla. Encontrar actividades que realmente disfrute es la clave para aumentar su motivación e integrar el ejercicio en su día a día.

Es fundamental abordar su compromiso de hacer ejercicio con tolerancia y compasión. Reconoce que a pesar de los altibajos a lo largo del viaje, cada avance es un éxito en sí mismo. No importa cuán pequeño sea tu desarrollo, reconócelo y ten en cuenta que la constancia es la clave. Recuerda las ventajas a largo plazo y cuánto mejor te sientes siempre después de mover el cuerpo, incluso en los días en que la motivación es baja.

Finalmente, tenga en cuenta la fuerza del apoyo y la comunidad. Haz todo lo posible por rodearte de personas que compartan tu compromiso con la salud y el bienestar. Encuentra un compañero de entrenamiento, inscríbete en una clase de fitness o participa en actividades grupales. El apoyo, la amistad y las experiencias compartidas te inspirarán y motivarán, lo que hará que el viaje sea más satisfactorio y placentero.

Adoptar un compromiso de por vida con la actividad física es una inversión en su yo futuro, no simplemente en el aquí y ahora. Está sentando una base sólida para una vida llena de vigor, vitalidad y felicidad al dar una alta prioridad a su salud. Tome medidas ahora y deje que su dedicación al ejercicio lo ayude a convertirse en una versión más saludable y feliz de usted mismo, una que prospere en cuerpo, mente y espíritu.